DES
KYSTES HYDATIQUES DU FOIE

CONSIDÉRÉS AU POINT DE VUE

DE LA MARCHE ET DU TRAITEMENT

PAR

Alphonse-Pierre DUCLAUX,

Né à Saint-Mihiel (Meuse), le 10 août 1850,
Docteur en médecine de la Faculté de Paris.

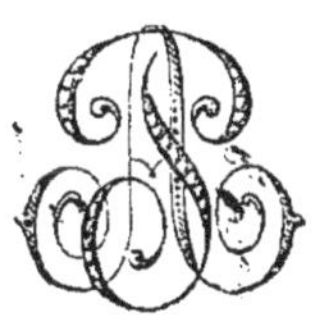

PARIS
A. PARENT, IMPRIMEUR DE LA FACULTÉ DE MEDECINE
RUE MONSIEUR-LE-PRINCE, 29-31

1875

DES

KYSTES HYDATIQUES DU FOIE

CONSIDÉRÉS AU POINT DE VUE

DE LA MARCHE ET DU TRAITEMENT

PAR

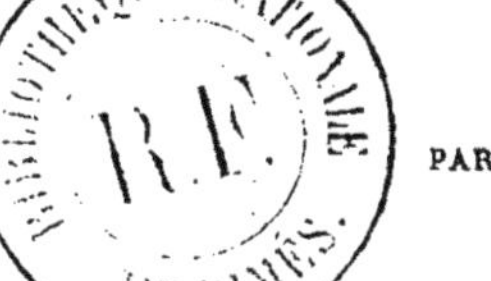

Alphonse-Pierre DUCLAUX,

Né à Saint-Mihiel (Meuse), le 10 août 1850,
Docteur en médecine de la Faculté de Paris.

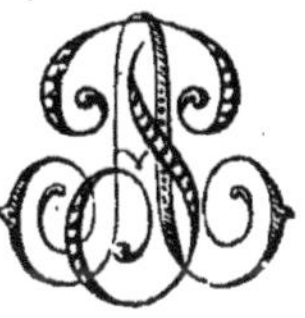

PARIS

A. PARENT, IMPRIMEUR DE LA FACULTÉ DE MÉDECINE

RUE MONSIEUR-LE-PRINCE, 29-31

1875

A MON PÈRE, A MA MÈRE

Témoignage de la plus vive affection, et de la recon-
naissance la plus sincère.

A MON PRÉSIDENT DE THÈSE

M. LE PROFESSEUR PAJOT.

DES

KYSTES HYDATIQUES DU FOIE

CONSIDÉRÉS AU POINT DE VUE

DE LA

MARCHE ET DU TRAITEMENT.

INTRODUCTION.

En choisissant pour sujet de notre thèse inaugurale les tumeurs hydatiques du foie, nous n'avons pas eu l'intention de faire de cette maladie une description complète.

Nous n'avons étudié ni le diagnostic, ni la symptomatologie de cette affection.

Nous avons fait tous nos efforts pour décrire, avec le plus de méthode possible, les différentes façons dont se terminent les kystes, et les divers procédés qui ont été appliqués à leur traitement.

Nous avons puisé nos documents dans les ouvrages suivants : 1° dans le livre de M. Davaine, sur les entozoaires ; 2° dans le *Traité des maladies de foie*, de Frerichs ; 3° dans l'excellente thèse de M. Paul (Marius), Paris, 1866 ; 4° dans les différentes publications périodiques.

Nous n'avons pas la prétention d'avoir jeté un jour nouveau sur cette question, le nombre d'observations que nous avons recueillies dans les différents journaux de médecine est assurément trop faible pour que nous puissions nous déclarer partisan d'une méthode au détriment des autres.

Il est un procédé, cependant, qui, depuis quelques années, a été très-souvent employé, et qui, à notre avis, doit compter parmi les meilleurs moyens que la science a mis à notre disposition pour le traitement des tumeurs hydatiques du foie : ce sont les ponctions au moyen de l'appareil Dieulafoy. Nous nous sommes efforcé de le décrire aussi complètement que possible, et d'en montrer tous les avantages. Nous n'avons rien négligé non plus, croyons-nous, pour signaler les objections qn'on lui a faites.

Nous espérons en la bienveillance de nos juges pour nous pardonner les omissions que nous avons pu faire, et nous tenir compte de nos efforts.

ANATOMIE PATHOLOGIQUE.

Il est facile de comprendre pourquoi, de tous nos organes, c'est le foie qui est le plus fréquemment le siége de kystes hydatiques.

En effet, sa proximité avec le tube digestif permet à l'embryon du tænia échinocoque d'y arriver en rampant à travers les tissus qui l'en séparent.

D'autre part la richesse vasculaire de cet organe, dans lequel on remarque un double système capillaire, lui donne toutes les facilités pour y pénétrer et y rester enclavé.

Enfin, quelques auteurs admettent que l'embryon trouve, grâce au canal excréteur de la bile et aux canaux qui lui font suite, un moyen facile d'arriver au foie. « M. Cazalis, pendant son séjour à la Salpêtrière, a eu l'occasion de disséquer une vingtaine de kystes hydatiques du foie, et les a toujours rencontrés primitivement développés dans les canalicules biliaires. (1) »

Quoi qu'il en soit, le séjour du parasite dans cet organe occasionne des altérations que nous étudierons brièvement. Les lésions qu'il produit au début sont peu connues, et nous en empruntons la description au professeur Frérichs : « Dans le voisinage de ces tumeurs, dit-il, le microscope montre que le tissu propre de l'organe est traversé par des vésicules d'échinocoques invisibles à l'œil nu, arrondies ou moniliformes, fournissant parfois des bourgeons latéraux. Les cellules du voisinage sont infiltrées de pigment biliaire, atteintes de dégénérescence graisseuse, détruites et séparées les unes des autres par des dépôts d'hématoïdine. » (*Arch. gén. méd.*, 1866 mai).

Jusqu'ici il ne s'est pas encore formé de kyste. Mais bien-

(1) Thèse de M. Paul, 1866, page 35.

tôt, sans que la raison en soit connue, l'hydatide s'entoure d'une poche kystique qui, mince au début, finit par prendre de la consistance en refoulant les tissus environnants.

Les lésions que fait subir au foie l'accroissement de la tumeur sont variables. Le plus souvent, à la périphérie de la poche, les cellules hépatiques se compriment et se ratatinent, les canalicules biliaires disparaissent, et il semble qu'il n'y ait plus là aucun des éléments qui composaient la glande, et que le parenchyme soit remplacé par un tissu résistant qui crie à la coupe sous le scalpel.

D'autres fois, au contraire, le foie est congestionné et présente tous les caractères du foie muscade.

Quant au kyste lui-même, c'est un sac, dont le contenu est un liquide citrin ou opalin et dont la paroi est constituée à l'état parfait par trois membranes superposées : la première, membrane adventice, est blanchâtre et résistante, elle n'existe que lorsque la vésicule parasitaire a produit tout autour d'elle une irritation déjà assez intense ; la seconde, peu épaisse, a été appelée par les auteurs membrane anhiste ; la troisième, membrane granuleuse, a été découverte par M. le professeur Robin ; il l'a nommée membrane fertile, parce que c'est elle qui porte plus tard les vers embryonnaires. Il arrive, parfois, que la couche moyenne se laisse facilement détacher de l'enveloppe extérieure ; aussi n'est-il pas rare, dans ce cas, pour peu que l'on procède avec lenteur et précaution, d'amener au dehors le sac intact. On le reconnaît à sa forme ovalaire. Il a l'aspect d'une masse gélatineuse et tremblotante.

On sépare difficilement ces trois membranes. Les parois hydatiques, vues en bloc, offrent le plus souvent une disposition stratifiée, et ce qui fait que leur dédoublement n'est pas possible, c'est qu'elles s'enveient les unes aux autres des prolongements.

On voit aussi, à la face externe du kyste, des vaisseaux sanguins qui peuvent quelquefois pénétrer à travers les parois. S'ils viennent à se déchirer, le sang se répand dans l'intérieur de la poche, et ce dernier subissant plus tard les transformations qui lui sont propres, il peut se faire que l'on trouve des dépôts d'hématine ou d'hématoïdine dans l'épaisseur des membranes.

Le kyste contient, en quantité variable, un liquide clair, fluide, composé en majeure partie d'eau (95,5 p. 100), de chlorure de sodium et de tartrate de soude. On n'y trouve pas d'albumine ; quelquefois on l'a vu coloré en rouge. On a attribué, dans ce cas, ce changement de couleur à l'infiltration de la matière colorante du sang. C'est dans ce liquide que l'on rencontre souvent des fragments issus de la membrane enveloppante, ainsi que des vésicules dites de seconde génération, nées de la vésicule mère. Ces dernières peuvent contenir à leur tour de nouveaux produits. Rien n'est aussi variable que la grosseur de ces vésicules mères ; elle varie depuis le volume d'une lentille jusqu'à celui d'une tête de fœtus à terme. Les auteurs ne sont pas d'accord sur leur constitution. Les uns prétendent qu'elles sont formées d'une couche unique, les autres croient que les parois sont composées de plusieurs membranes. Ce que l'on peut affirmer, c'est que leur surface interne est granuleuse, et que cet aspect framboisé est dû à la présence du tænia embryonnaire, retenu à la membrane fertile par un mince funicule qui se rompt plus tard, et permet ainsi au ver de tomber dans la cavité.

La tumeur hydatique peut se développer dans toutes

les parties du foie, mais elle est beaucoup plus fréquente dans le lobe droit. M. le docteur Barrier, dans sa thèse inaugurale (1840), a prouvé que le kyste avait ordinairement son siége dans l'intérieur de la glande, rarement à la surface. Il arrive, cependant, très-fréquemment, soit que le parasite s'implante primitivement sous l'enveloppe séreuse, soit que la tumeur s'achemine peu à peu vers la périphérie, il arrive, disons-nous, que ce kyste se trouve en contact avec la face profonde du péritoine.

Dans ce cas, le feuillet péritonéal qui recouvre la tumeur est considérablement épaissi et contracte des adhérences solides avec les organes voisins. Le parenchyme est refoulé par les parasites, et, quand ces derniers sont volumineux et nombreux, il n'en reste pour ainsi dire plus trace. Leroux a décrit un cas où tout le lobe droit du foie était transformé en une vaste poche à parois dures, résistantes, formées par le tissu hépatique fortement tassé. Il fut impossible de retrouver dans cette masse, les éléments constitutifs de la glande.

Nous venons d'exposer, dans un résumé très-succinct, l'anatomie pathologique du kyste hydatique et son mode de développement. Avant de passer au traitement, but essentiel de notre thèse, nous dirons quelques mots des transformations qui s'opèrent dans les parois de la tumeur, ainsi que des modifications que le temps apporte aux caractères des échinocoques.

Un des points les plus intéressants de l'histoire des kystes hydatiques du foie, est celui qui a rapport aux changements survenus peu à peu dans leurs parois. Ces dernières augmentent de consistance avec le volume et l'ancienneté de

la poche. C'est à l'anatomie pathologique de M. Cruveilhier que nous emprunterons la plupart de ces détails.

La dureté des parois du kyste peut être assez forte
pour acquérir la consistance des tendons et s'opposer,
par son épaisseur, à l'accroissement du parasite. C'est là
le point de départ d'une série de modifications heureuses
qu'éprouve la poche kystique. Les hydatides, en effet,
croissent et pullulent sans cesse, aussi arrive-t-il un
moment où, renfermées dans une enceinte trop étroite,
elles se compriment et finissent par périr.

Peu à peu, il se dépose dans les parois de la tumeur
des éléments nouveaux qui réunissent intimement toutes
les couches, et lui donnent l'aspect et la solidité du
cartilage. Le travail de solidification ne s'arrête pas
toujours là, et il n'est pas rare de voir le sac s'ossifier
par places et même complétement, de façon à constituer
une enveloppe entièrement rigide. Frérichs a eu l'occasion de voir un kyste du volume d'un œuf d'oie, dont
l'écorce entièrement calcaire avait 3 lignes d'épaisseur (1). On a prétendu que c'était principalement chez
les vieillards qu'on rencontrait cette transformation
osseuse des parois. Cependant, M. Cruveilhier cite le cas
d'un enfant mort peu de jours après sa naissance, dont
la tumeur hydatique offrait cette particularité (2).

Il y a donc là une cause de destruction spontanée des
parasites, et quand ce mode de guérison arrive, on
trouve dans le sac rapetissé par la rétraction cicatri-
cielle des vésicules aplaties, plissées et desséchées, mais
sans aucun mélange de substance étrangère. Cette forme

(1) Frérichs. Maladies du foie, page 582.
(2) Cruveilhier. Anat. pathologique, t. IiI, page 550.

aplatie s'explique bien par la compression que les hydatides ont exercée les unes sur les autres.

Il est un second mode de transformation que subissent
les kystes hydatiques, c'est la transformation athéroma-
teuse. Entre le kyste et la vésicule mère, il se dépose
peu à peu une masse d'un gris blanchâtre, d'apparence
tuberculeuse, tantôt épaisse, ressemblant au mastic
qu'emploient les vitriers, quelquefois liquide et offrant
l'aspect du pus. Cette masse se compose de sels de
chaux, de graisse, de cholestérine, et la plupart du
temps de crochets isolés d'échinocoques morts, qui tra-
hissent seuls l'origine de ces produits. « Le liquide des
vésicules, dit Frérichs, resté clair d'abord, prend plus
tard une teinte laiteuse ; les vésicules elles-mêmes
s'aplatissent ; quelque temps après, on n'en trouve plus
que des restes sous forme de lambeaux, qui disparaissent
à leur tour. On trouve souvent, dans ces kystes, de l'hématoïdine cristallisée ou amorphe, ainsi que de la bile
qui y a pénétré par les ouvertures béantes des canaux
biliaires, et a fréquemment par sa présence, causé la
mort des parasites et leur destruction. » (Nous verrons
en effet, en parlant du traitement, que récemment,
M. Landouzy (10 janvier 1874), dans une communication qu'il fit à la Société de biologie, a prétendu que
quand il y a guérison d'un kyste sans traitement, cela
tient à ce qu'il arrive parfois, que pendant la période de
développement, la bile s'épanche par suite de la rupture
d'un canalicule biliaire, et les hydatides meurent. Avant
lui, MM. Dolbeau et Voisin avaient déjà été frappés de
ce fait.)

Quelquefois la masse adipo-sébacée (dont nous avons
parlé plus haut), peut se calcifier tout entière, et la

tumeur offrir par conséquent la dureté de la pierre. On croirait avoir affaire à un morceau de marbre, plongé au milieu du parenchyme hépatique. Davaine appelle cette transformation : état crétacé des kystes ; ce serait selon lui la dernière période des modifications subies par la tumeur.

On peut voir plusieurs degrés différents de cette transformation chez le même individu. En mars 1873, M. Bourceret présentait à la Société anatomique deux kystes hydatiques, recueillis dans le service de M. Descroizilles, sur un homme mort de myélite chronique. C'étaient deux poches plissées, rétractées sur elles-mêmes et en voie de régression. Le contenu paraissait gélatineux, épais, semblable à de la matière sébacée concrète. Les parois offraient la dureté que nous avons étudiée plus haut.

En avril 1870, M. Landouzy présentait à la même société, le foie d'un homme guéri spontanément d'une tumeur hydatique. Cette dernière, réduite à un petit volume, offrait tous les caractères de l'état crétacé dont nous venons de parler.

En parlant de la matière caséeuse que l'on trouve dans les tumeurs hydatiques en voie de guérison, nous avons dit que parfois elle offrait l'aspect du pus. Ce n'en est pas cependant, car, si on en faisait l'analyse microscopique, on n'y découvrirait aucun globule purulent. Cette masse demi-liquide est constituée uniquement par de la sérosité tenant en suspension la matière que nous avons étudiée ci-dessus.

Et, si de temps à autre, une véritable suppuration se produit, ce n'est pas l'hydatide elle-même qui suppure, c'est le kyste adventif. Cette suppuration peut se mon-

trer à la suite du traumatisme ou d'une manœuvre chi-
rurgicale. La membrane acéphalocystique se détache de
la poche, tombe dans la cavité, et le pus s'accumule
tout autour d'elle.

Une autre espèce d'altération peut envahir ce kyste,
c'est l'ulcération. « Dans d'autres cas, dit Davaine, les
parties anciennement ou nouvellement en rapport avec
la poche hydatique, se détruisent et s'ulcèrent, ainsi que
la paroi correspondante de cette poche, qui se perfore et
livre passage aux matières qu'elle renferme. On voit
alors le kyste s'ouvrir au dehors ou dans un organe qui
communique plus ou moins directement à l'extérieur,
comme les bronches, le tube digestif, les canaux biliaires,
les voies urinaires ou bien dans une cavité close comme
la plèvre, le péritoine, même les veines. »

La forme dans laquelle nous voyons le kyste sortir du
parenchyme de l'organe, pour se mettre en communication avec les viscères voisins, nous amène naturellement
à parler des terminaisons de ces tumeurs et des complications qu'engendre leur développement exagéré.

C'est dans le côté droit du thorax que se développent
le plus souvent les kystes hydatiques du foie. Le diaphragme étant moins résistant que la couche musculaire
de la paroi abdominale, ils exercent une compression
sur le poumon droit et repoussent le cœur à gauche et
en haut. Frérichs rapporte l'observation d'un malade
chez lequel le diaphragme atteignait la deuxième côte.
M. Dolbeau, dans sa thèse inaugurale (1856), rapporte
des faits semblables. On a vu de ces kystes situés à la
face convexe du foie perforer ce muscle et faire prendre
au cœur une position tout à fait horizontale. Si ces tu-

meurs, au lieu de se développer du côté du thorax proé-
minent dans la cavité abdominale, elles engendrent des
phénomènes de compression généralement moins graves.
Dans ces cas, l'estomac, le côlon et l'intestin grêle sont
refoulés en bas, parfois jusqu'au petit bassin. Les troubles
fonctionnels de ces organes varient suivant la gêne mécanique qu'ils éprouvent. Habersohn (fait rélaté dans
Frérichs) a décrit un cas où la compression de la veine
cave par la tumeur, avait amené de l'anasarque, des
varices, etc.

On comprend facilement comment le kyste, après
avoir acquis un certain volume, amène des accidents
graves et la mort même, lorsqu'il vient à comprimer
un organe très-essentiel à la vie, comme les canaux urinaires, le tube digestif, etc.... A moins que cet organe
ne soit suppléé par un autre, comme il arrive pour le
rein, la santé s'altère et le malade meurt de *consomption.*
La mort, ici, est le fait de l'insuffisance ou de l'abolition
d'une fonction. Ces cas, néanmoins sont assez rares, car
presque toujours une affection intercurrente, la pneumonie, de préférence, emporte le malade.

En parlant, plus haut, de l'ulcération des parois, du
kyste et des ruptures consécutives, nous avons laissé
pressentir toute la gravité de ce mode de terminaison.
La mort qui peut arriver dans un délai très-rapproché,
n'en est cependant pas toujours la conséquence, et les
cas de guérison spontanée ne sont pas très-rares. Davaine, qui a rassemblé les faits disséminés dans la
science, a trouvé sur une statistique de 166 tumeurs
hydatiques du foie :

Echinocoques ayant pénétré dans le thorax....... 4
Ouverts dans la plèvre........................ 9

Sur une statistique de 23 kystes observés par Frérichs, il résulte que

```
3 faisaient saillie dans le thorax.
1 s'était ouvert à la base du poumon.
1 communiquait avec les bronches.
1     —          —    l'intestin.
2     —          —    la cavité abdominale.
1     —          ·    avec l'extérieur au niveau de l'ombilic.
14 étaient demeurés dans le foie.
```

C'est dans la cavité thoracique que se fait le plus souvent la rupture ; on la voit rarement se produire dans le péricarde. La pleurésie et la péricardite en sont fatalement les conséquences. Si le kyste communique avec la base du poumon, il se forme une caverne assez large. Celle-ci, à son tour, peut demeurer isolée ou communiquer avec les bronches. La guérison peut être la conséquence des vomiques, tandis que la mort peut survenir par épuisement. Si le kyste se rompt dans le péritoine, il se déclare une péritonite presque invariablement mortelle. Nous pouvons cependant relater deux cas de ce genre, s'étant terminés par la guérison. L'un est consigné dans la thèse inaugurale de M. Paul (1866), il appartient à M. le docteur Forestier, de Dresde. « Il s'agit, dit-il, d'une femme chez laquelle, à la suite de la rupture d'un kyste hydatique du foie dans le péritoine, on retira à deux reprises différentes une grande quantité de liquide de la cavité abdominale, à l'aide de la ponction. Une péritonite grave se déclara : la malade guérit néanmoins. » Le second cas appartient au docteur Bertin de Gray. A la suite d'une chute sur le ventre, le malade fut pris de péritonite ; il fut ponctionné, et ne mourut que quelques années plus tard de la rupture dans la plèvre du même kyste, qui s'était reproduit.

C'est, la plupart du temps, à la suite d'une violence extérieure, d'un coup, d'une chute que ces ruptures se déclarent. On connaît peu de cas de ruptures spontanées. Si c'est dans l'estomac ou dans l'intestin que se rompent les tumeurs hydatiques, il y a moins de danger. L'ouverture de communication, dans ce cas, est en général assez étroite, aussi l'évacuation des hydatides dure-t-elle quelquefois plusieurs mois. Ces accidents amènent ordinairement une terminaison favorable de la maladie. La perforation ne suffit pas toujours cependant à l'évacuation complète du kyste, qui s'ouvre encore dans un autre organe, après un temps plus ou moins long. C'est ce qui est arrivé au client du docteur Bertin (de Gray), dont nous avons parlé plus haut. Le malade guéri d'une péritonite, vit son kyste se reproduire et fuser dans l'intestin. Quelque temps après, il mourut de la rupture de cette tumeur dans la plèvre. Lind, cité par Davaine, rapporte le cas intéressant d'un malade, qui, après avoir rendu des hydatides par les vomissements et les selles, vit son kyste s'ouvrir à l'épigastre.

L'ouverture spontanée des kystes hydatiques du foie à travers les parois abdominales ou les derniers espaces intercostaux, est rare. La guérison peut en être la suite ; d'autres fois, l'ouverture se ferme pour réapparaître plus tard ou bien la tumeur s'ouvre de nouveau dans l'intestin. En revanche, on a vu beaucoup plus souvent des tumeurs hydatiques être prises pour des abcès ; on les ouvrait alors par l'instrument tranchant ou les caustiques. On connaît des succès obtenus de cette façon. Frérichs rapporte des observations de malades ayant vu leur kyste hydatique s'ouvrir, à l'extérieur, à travers les parois abdominales. Sur ces quatre cas, deux se sont terminés par la mort.

Exceptionnellement, les tumeurs hydatiques se sont ouvertes dans la veine cave ascendante, versant ainsi leur contenu dans la circulation. Les vésicules pénétrant, de proche en proche, jusque dans l'artère pulmonaire, amenèrent alors rapidement l'asphyxie. Frérichs rapporte trois cas de ce genre : l'un appartient au professeur Luschka, le second à M. Piorry, le troisième à L'Honneur (1).

On a rencontré, plus rarement encore, des kystes hydatiques évacués par l'urèthre. La science en possède deux cas. Le premier, cité par Davaine, avait été cité antérieurement par Fourcroy ; le second est relaté dans la thèse inaugurale de M. Cadet de Gassicourt, et a été observé par M. Barthez, dans le service de Chomel (janvier 1844). Dans ces deux cas, les hydatides avaient été rendues à la fois par les selles et l'urèthre.

Nous venons de citer les lésions que fait subir aux organes voisins le développement des tumeurs hydatiques du foie, ainsi que les complications qui en dépendent. Il est un point intéressant, dont nous n'avons pas encore parlé et auquel nous consacrerons quelques lignes, c'est l'étude des altérations que ces mêmes kystes font subir à l'appareil de l'excrétion biliaire.

Tout d'abord, le kyste, en se développant, peut com-

____

(1) Observations citées dans le livre de Davaine.

primer les canaux biliaires voire même la vésicule. On
a vu des cas où la compression avait été si forte et avait
duré si longtemps, qu'à l'autopsie on ne trouvait aucune
trace des canaux hépatique, cystique et cholédoque.
Dans l'observation de M. Mesnet, la vésicule biliaire semblait avoir entièrement disparu.

Nous avons déjà dit quelques mots de la communication possible du kyste avec les canaux biliaires situés autour de la poche. Cette communication est due à la destruction des parois des canaux excréteurs situés dans
leur sphère, ainsi qu'il arrive pour les bronches. Nous
aurons l'occasion, en parlant du traitement, de revenir
sur cette question, lorsque nous parlerons de l'action cu-
rative attribuée à la bile, qui s'écoule alors dans la cavité
de la tumeur.

« Il arrive, dit Frérichs, que des vésicules passent du
kyste dans les orifices béants des canaux biliaires, s'y
arrêtent, les dilatent et sont transportées définitivement
dans la vésicule biliaire ou l'intestin. Les hydatides peuvent être évacuées par cette dernière voie et les kystes
guérir. » Dans les Comptes-rendus des séances de la Société de Biologie (1854), M. Charcot rapporte l'observation
d'un malade chez qui le canal cholédoque était entièrement obstrué par des vers vésiculaires. Le kyste s'était
rompu par suite de la rétention de la bile, de sorte qu'il
était survenu une péritonite mortelle ; il y aurait eu guérison, certainement, si le canal cholédoque ne s'était pas
bouché. Ces cas sont assez fréquents. En consultant
les Bulletins de la Société anatomique de ces dernières
années, nous trouvons relaté le fait suivant : Il s'agissait
d'un malade traité dans le service de M. Laboulbène, suppléé par M. Lancereaux. « Après avoir incisé le duodé-

num, dit le rapporteur, l'ampoule de Vater paraît allongée ; cela tient à la distension du canal cholédoque, dans lequel on aperçoit un bouchon gélatineux qui fait saillie ; ce bouchon n'est autre que la poche d'un kyste hydatique ; après l'avoir enlevé, on peut introduire facilement le pouce dans la cavité du canal » (1). En juin 1873, M. Sevestre communiquait aussi, à la même société, un fait de ce genre (2).

Laënnec a signalé un cas dans lequel les hydatides étaient arrivées, par le canal cystique, jusque dans la vésicule biliaire. On sait, en effet, que pour passer à travers des conduits tels que les bronches, le canal cholédoque, etc., les parasites s'allongent, quitte à reprendre, par la suite, leur forme sphérique. On a vu aussi le kyste s'ouvrir directement dans la vésicule biliaire. Les observations de Bowmann et de Budd, rapportées par Davaine, en sont des exemples. L'introduction des hydatides dans la vésicule du fiel, à la suite de l'ulcération de cette dernière, par les parois du kyste, s'est présentée dans le service de M. Bucquoy, à l'hôpital Cochin, il y a quelques années. Chez ce malade, le lobe droit du foie était transformé en une vaste poche, et la vésicule tellement accrue, qu'elle s'étendait du foie à la fosse iliaque droite. La communication entre le kyste et la vésicule atteignait la largeur d'une pièce de cinq francs. Cette distension de la vésicule du fiel, sous l'influence des hydatides et du liquide, s'est rencontrée d'autres fois, et M. Després (3) rapporte qu'il a vu cette poche descendre dans une hernie inguinale.

(1) Bulletin de la Société anatomique, 1871, page 145.
(2) Idem, juin 1873.
(3) Société anatomique, octobre 1874.

Quelquefois aussi les hydatides exercent une action directe sur les vaisseaux sanguins du foie, sur les veines hépatiques en particulier. M. Dolbeau a trouvé, dans un foie très-volumineux, une quarantaine de kystes, dont quelques-uns contenaient du sang. Il fit des injections par la veine porte et l'artère hépatique ; le liquide pénétra dans ces derniers. Davaine a vu un kyste hydatique de la grosseur d'une tête de fœtus à terme, parcouru, à sa face interne, par un grand nombre de veines entourées d'ecchymoses ou de suffusions sanguines. « Le moindre travail ulcératif, dit-il, aurait établi la communication entre ces vaisseaux et la cavité kystique. » Lorsque ces faits se présentent, l'inflammation suppurative du foie, la phlébite, ainsi que tout le cortége de l'infection putride, peuvent se produire. Il y a là, en effet, des vaisseaux béants en contact avec le contour de ces tumeurs ; les matières passent dans le torrent circulatoire et arrivent plus ou moins rapidement dans les dernières divisions de l'artère pulmonaire. De là résultent des suppurations locales du foie et des poumons, l'infection générale de l'économie, etc.

« Cependant ces accidents, ajoute Davaine, ne se produisent que lorsque le vaisseau ulcéré appartient au système de la veine cave, s'il appartient au système porte, il ne doit en résulter qu'un épanchement de sang. »

Enfin il est un mode de terminaison des kystes hydatiques du foie, dont nous avons déjà parlé précédemment, c'est la suppuration. Cette dernière provoquée, tantôt par la présence d'une tumeur très-volumineuse, tantôt par son développement trop rapide, peut aussi survenir accidentellement à la suite d'une violence, d'un effort, d'un coup, et fréquemment encore à la suite de manœuvres chirurgicales. Quelquefois, cependant, l'hépatite survient sans cause connue. Trousseau, dans sa *Clinique* (t. III, page 276), rapporte le cas d'un malade traité dans le service de M. Laboulbène. Cet homme, en travaillant de sa profession de journalier avait été pris, tout à coup, sans avoir fait de chute, ni reçu de contusion, d'une douleur violente dans la région du côlon. A l'autopsie, on trouva le foie volumineux ; son tissu était ramolli et il existait un kyste contenant du pus.

Lorsque le kyste s'est ainsi transformé en abcès, il arrive un moment où son contenu cherche à s'ouvrir une voie à travers les parties avoisinantes. Cette issue se fait quelquefois dehors, en perforant les parois abdominales à la façon des abcès du foie ; s'il s'établit des adhérences entre le péritoine et celles-ci, la guérison définitive du kyste peut avoir lieu.

Il nous reste à dire quelques mots d'une forme particulière qu'affectent quelquefois les hydatides dans le tissu hépatique. Nous n'y insisterons pas ; elle est en somme peu connue, et jusqu'ici cette maladie s'est terminée par la mort, dans tous les faits observés. On ne saurait donc dire si elle est susceptible de rétrograder et de guérir.

Buhl l'a décrite sous le nom de cancer colloïde alvéolaire du foie, et Virchow sous celui de kyste-hydatique multiloculaire. Les hydatides ne sont pas réunies dans une vésicule mère, mais se développent en grand nombre, les unes à côté des autres, et dans toutes les directions, de telle sorte que les lésions qu'elles produisent donnent au foie l'aspect d'un tissu creusé de petites cavités inégales, communiquant toutes les unes avec les autres ; ces dernières sont remplies par des hydatides res-

semblant à de petites masses gélatineuses de la grosseur
d'un pois. Virchow et Griesinger ont rencontré, outre
la tumeur principale, beaucoup d'autres plus petites.
« Elles ressemblaient, dit Frérichs, à des racines s'irradiant de la tumeur jusqu'à la surface de la glande, et
envoyant des prolongements vers la veine porte. Quelques-
uns de ces prolongements accompagnaient cette dernière, et s'étendaient jusqu'au voisinage de l'intestin. »

CHAPITRE II.

En étudiant les modifications qui surviennent avec le temps dans les kystes hydatiques du foie, nous avons vu dans quelles conditions s'obtenait leur guérison spontanée. Ces tumeurs étant occasionnées par la présence d'un être vivant, tous les efforts de la nature tendent à en produire la mort. La mort du parasite : telle doit être la base de tout traitement. Aussi, les moyens employés, jusqu'à ce jour, pour amener la cure des kystes hydatiques du foie, ont-ils eu pour but de remplir cette indication. Mais, avant d'aborder ouvertement cette question du traitement, nous dirons quelques mots de la prophylaxie de cette affection.

Prophylaxie. — Le mode de transmission des hydatides et les circonstances qui en favorisent le développement dans l'espèce humaine, sont encore inconnus. On a recommandé, pour se mettre à l'abri de cette affection, le filtrage des eaux. On a dit que les kystes du foie étaient rares chez les peuples qui pratiquent cette règle d'hygiène. Tout ce que l'on peut dire à ce sujet, c'est que l'œuf du tænia-échinocoque pénètre bien plus fréquemment chez les animaux, pour lesquels on ne prend pas ce genre de précaution. — L'eau pourrait donc être le véhicule de ces parasites. — On a prétendu aussi que le voisinage des lieux marécageux était une condition favorable au développement des hydatides. Nous ne savons pas jusqu'à quel point on doit accorder de la confiance à cette théorie. Celle de Budd ne semble pas plus admissible : Ayant remarqué que cette maladie est rare chez les marins, il attribue aux vapeurs salées cette influence. « Suivant le même observateur, dit Davaine, les pauvres paraîtraient être plus souvent atteints de ces vers que les riches, circonstance qu'il croit pouvoir expliquer par ce fait, que les pauvres habitent des maisons basses et humides, et se nourrissent, en plus grande proportion, de végétaux. »

On sait que les hydatiques sont très-communes chez les moutons et les bœufs qui paissent dans les prairies marécageuses et surtout pendant les années pluvieuses. Il faudrait donc admettre que le régime exerce une influence assez manifeste sur la production de ces vers. Mais malgré ces données, nous serions très-embarrassé, s'il fallait expliquer son mode d'action et en tirer des règles d'hygiène.

Guérault, dans un voyage qu'il fit en Islande, fut frappé du caractère endémique de cette affection. Il constata, en effet, que le sixième de la population en était atteint. Il chercha à en découvrir les causes, et les attribua à la cohabitation des chiens et de l'homme. D'autres médecins, parmi lesquels Krabbe et Küchenmeister crurent en outre que la température trop élevée des eaux potables, favorisant la maturation des œufs rendus par les animaux tænifères, devait être, ainsi que l'absence des soins de propreté des habitants de cette île, la raison sérieuse de l'excessive persévérance de cette maladie.

Tout récemment a paru dans l'*Union médicale* (21 janvier 1875), l'observation d'un malade traité dans le service de M. Gallard à la Pitié. Cet homme atteint d'un kyste hydatique du foie, interrogé au sujet de l'étiologie de son affection, affirmait avoir depuis très-longtemps un chien, qui cependant couchait toujours la nuit dans un endroit réservé.

On a accusé aussi les viandes salées et crues, le porc entre autres, de pouvoir faire naître chez l'homme les tumeurs hydatiques.

Ce qu'il y a de certain, c'est que les causes débilitantes, la misère, les excès de toute sorte et surtout les fièvres intermittentes hâtent le développement des kystes. M. le Dr Franca a observé, en effet, qu'il y a une relation étio-logique entre les fièvres paludéennes et la production de la tumeur hydatique. « Le foie, dit-il, est un des or-ganes qui souffrent le plus des pyrexies intermittentes répétées, et ce sont aussi les sujets débilités, les cachec-tiques qui sont le plus sujets aux hydatiques. » (1).

Traitement médical. — Jusqu'en 1825, le traitement médical a joui d'une certaine faveur. Mais son efficacité a toujours été bien incertaine. Il a parfois, ainsi que nous le disons plus bas, enrayé le développement ultérieur de la maladie pour quelques mois, plusieurs années même, mais il n'a jamais amené la guérison radicale. Nous nous sommes livré à des recherches à ce sujet et nous n'avons pu trouver aucun cas authentique de succès.

Nous pensons, cependant, avec Davaine qu'il ne faut pas pour cela condamner tous les agents thérapeutiques qui ont été proposés jusqu'aujourd'hui, et qui n'ont pas reçu la sanction de l'expérience.

Quels que soient les médicaments employés, ils doivent

(1) Gazette médicale de Paris, 1873, 31 mai.

toujours être absorbés, arriver au kyste et tuer les parasites. Pour cela les substances doivent être solubles et
pénétrer à travers la poche. Une autre condition des
plus essentielles, c'est que ces substances toxiques
pour les hydatides ne le soient pas pour les organes de
l'homme.

Pendant longtemps Baumes a donné le calomel à des malades atteints de kyste hydatique du foie. Il cite quelques
observations qui tendraient à prouver que l'action parasiticide du mercure s'est exercée sur les vers vésiculaires. Davaine, en revanche, rapporte plusieurs cas démontrant que
ce médicament est resté sans effet. Dans le Bulletin de la
Société des Sciences médicales de Lyon (mars 1870), on
cite le fait d'une femme syphilitique atteinte en même
temps d'une tumeur hydatique du foie. Elle prit pendant
trois ans du mercure à l'hôpital de l'Antiquaille ; son
kyste, loin de s'amoindrir, fit des progrès, il se rompit
dans la plèvre et occasionna la mort.

Dans cette affection, Laënnec a recommandé le chlorure de sodium. « J'ai employé souvent, dit-il, avec
succès, les bains salés chez des personnes qui avaient
rendu des acéphalocystes, ou qui portaient des tumeurs
qu'on pouvait soupçonner être dues à des vers. J'ai vu
plusieurs fois ces dernières s'affaisser sous l'influence
de ce moyen. » La guérison, comme le fait observer Davaine, est due dans ces circonstances à l'ouverture du
kyste dans l'intestin, et ce n'est pas le chlorure de sodium
absorbé qui a produit cette rupture. Lorsque nous avons
parlé du liquide contenu dans le kyste, nous avons dit
que le chlorure de sodium entrait dans sa composition.
Ce sel ne pourrait donc amener la mort des vers vésiculaires. Ce qu'il pourrait faire tout au plus ce serait d'empêcher le développement rapide des hydatides en exerçant

une action favorable sur l'économie en général. Le malade du Dr Bertin, de Gray, dont nous avons déjà parlé plus haut, a vu sa tumeur diminuer légèrement et rester stationnaire durant de longues années, après un séjour prolongé aux bains de mer et aux eaux de Vichy. L'arsenic et les arséniates ont été préconisés dans cette maladie. S'il a pu arriver que quelques kystes aient diminué sous l'influence de ce traitement, la plupart du temps il a été impuissant à amener la guérison radicale. Un médicament qui semble mériter plus de crédit, mais qui n'a pas été employé suffisamment, c'est l'iodure de potassium. C'est Hawkins qui l'a surtout préconisé. Il cite un malade, chez qui un kyste compliqué d'autres symptômes graves parut céder à l'emploi de cette substance, mais qui mourut cependant un an plus tard après une amélioration très-manifeste. Frérichs ne croit pas à l'efficacité de ce traitement. Selon lui, l'iodure de potassium n'agirait aucunement sur les parasites et il en donne pour preuve l'exemple d'une femme qui, après en avoir absorbé pendant plusieurs semaines, n'en présentait aucune trace dans le liquide de ses vésicules. Murchison a rapporté aussi des faits qui semblent démontrer d'une façon absolue l'inutilité de ce remède. Il s'appuie sur ce que dans toutes les analyses qu'il a faites du liquide kystique, il en est arrivé au résultat négatif de Frérichs. M. Jaccoud, dans ses leçons cliniques (1), se montre moins exclusif. « Que l'iodure ait manqué dans ces cas, dit-il, il n'en faut pas conclure qu'il doive toujours manquer. » Pour le prouver, il s'appuie sur l'anatomie pathologique de certains kystes hydatiques qui au lieu d'avoir une paroi dense, épaisse, non vasculaire, rebelle à l'absorption,

---

(1) Cliniques de Lariboisière, 2e édition, 1874.

sont pourvus d'une constitution tout à fait opposée. « Chez
un homme de 34 ans, dit-il, atteint d'un kyste volumineux, Gayet a ouvert la tumeur par les caustiques; vingt-
quatre heures après l'issue du liquide, le malade était tué
par une hémorrhagie intra-kystique. » M. Hanot, actuellement interne dans le service de M. Hérard, nous a rapporté qu'il y a quatre ou cinq ans, ¦dans les salles de
M. Gueneau de Mussy, il mourut un malade de la même façon. La tumeur avait été ouverte quelque temps auparavant, chaque jour on faisait des injections dans la poche
kystique. La vascularisation excessive de cette dernière
avait causé la mort du malade. « Il est donc bien certain,
dit Jaccoud, que l'absence de vascularité dans les parois
n'est point un fait constant; et c'est déjà là une raison
pour ne pas renoncer prématurément à une médication
qui ne peut d'ailleurs être nuisible. » Il relate, à l'appui
de cette méthode, un cas de guérison obtenu à la maison
de santé. « Or donc, ajoute-t-il, toutes les fois que les
symptômes ne sont pas assez sérieux pour une opération immédiate, je donne et donnerai l'iodure de potassium pendant six semaines ou deux mois. »

M. Hjaltelin a proposé, en 1863, de détruire les échinocoques du corps humain et en particulier ceux du foie
par la teinture de kamala, prise à l'intérieur. A la même
époque, M. Lebert proposait d'employer le kousso et le
calomel. Le D\u02b3 Hjaltelin s'appuie sur l'efficacité du kamala contre le tænia, et sur la facilité avec laquelle la
teinture sera absorbée dans l'estomac par la veine-
porte qui la portera directement au foie. « Cette méthode de traitement n'est pas proposée à l'exclusion
des autres, dit-il, car dans certains cas, elle ne peut

réussir. » (*Gazette médicale*, 1868, communication de M. Nicaise.)

Récemment, en 1872, un nouveau produit originaire du Chili (1), le boldo, a été proposé dans le traitement des kystes hydatiques du foie. On a remarqué, en effet, que des moutons atteints de maladies de cet organe, guérissaient assez rapidement dès qu'ils étaient parqués dans une enceinte où cet arbre est cultivé.

Nous passerons sous silence les autres médicaments qu'on a proposés contre les vers vésiculaires, car comme les deux précédents du reste, ils n'ont pas pour eux la raison de l'expérience.

« Le froid, dit M. Davaine, appliqué sur une tumeur hydatique pendant un temps suffisant pour qu'il en pénétrât la masse, pourrait tuer peut-être les échinocoques, ou la vésicule qui les renferme et empêcher par là l'accroissement de la tumeur en favorisant sa résorption. » Nous ne connaissons pas de cas où ce procédé ait été mis en pratique.

Mais c'est dans les cas de complications, ainsi que nous le verrons plus loin, quand la tumeur hydatique occasionne des accidents que le traitement médical reçoit de nouvelles indications.

Traitement chirurgical. — Le traitement médical, nous venons de le voir, ne donne que de faibles résultats; aussi devra-t-on s'adresser à d'autres moyens plus énergiques, quand on voudra tenter la cure radicale des kystes hydatiques. Néanmoins, avant tout, le médecin devra toujours se demander s'il faut s'en tenir à l'expectation, ou s'il ne doit pas plutôt intervenir par l'emploi de quelque procédé chirurgical. Les hydatides du foie se dévelop-

pent, la plupart du temps, avec une extrême lenteur ;
elles peuvent exister, pendant plusieurs années, avant
de guérir ou de causer la mort. On a cité des cas où la
maladie avait duré dix, vingt et trente ans. Mais ces faits
sont rares, et généralement c'est en deux, trois et quatre
ans que la tumeur commence à occasionner des accidents sérieux. Dans une statistique, faite par Barrier (1),
on voit que sur vingt-quatre cas de kystes hydatiques
du foie, trois seulement ont mis moins de deux ans à
se développer, huit ont eu une durée de deux à quatre
ans, quatre de quatre à six ans ; chez les autres, la maladie se prolongea au delà de quinze ans. Les hydatides
du foie guérissent assez souvent spontanément, il est
vrai, et chaque année, dans les Bulletins de la Société
anatomique, on trouve signalés des cas semblables. On
voit, en effet, assez fréquemment, à l'ouverture des cada-
vres, des kystes dont la présence n'avait pas été soupçon-
née pendant la vie. Nous avons vu que cette guérison
s'obtenait soit par le retrait de la poche et les modifications survenues dans ses parois, soit par la transformation adipo-sébacée du contenu. Mais, si la tumeur s'ac-
croît progressivement et produit des symptômes de compression du côté du thorax ou de l'abdomen, si des troubles de la digestion ou de la douleur surviennent, ces
modes heureux de terminaison ne doivent guère être es-
pérés. D'autres fois, c'est consécutivement à la rupture
du kyste que se montre la guérison. Les cas où il s'est
établi une communication avec le dehors, les bronches,
l'estomac ou l'intestin sont loin d'être tous mortels ; mais
on ne doit cependant pas beaucoup compter sur une aussi
favorable circonstance.

(1) Barrier. Thèse déjà citée.

En supposant, ce qui est le cas le plus fréquent, qu'on se décide à opérer, quel sera le moment le plus favorable à cette intervention ? Dès qu'il surviendra de la gêne dans la région occupée par la tumeur, qu'on sera certain de son accroissement, il ne faudra pas trop tarder pour agir...

« Dans certains cas, en effet, dit M. Paul Marius, ces kystes perdent leur élasticité et deviennent cartilagineux ou osseux. Ces circonstances qui peuvent être un mode de guérison puisqu'elles aboutissent à la mort du parasite, deviennent dans d'autres occasions et surtout quand un autre kyste continue à se développer, une difficulté nouvelle qui s'ajoute à celle d'un traitement fort laborieux. » (1).

Nous diviserons les procédés chirurgicaux en deux grandes classes : la première comprendra ceux qui ont pour but de laisser à la nature le soin de résorber les parasites. Ce sont : 1° les ponctions capillaires ; 2° les ponctions avec trocart et séjour de la canule ; 3° les ponctions suivies d'injections diverses ; 4° l'acupuncture électrique. Dans la seconde, nous traiterons des procédés qui après avoir produit la mort des parasites en facilitent l'élimination au dehors, savoir : 1° l'incision ; 2° le procédé de Trousseau ; 3° les caustiques.

Des ponctions capillaires. — La ponction a été pratiquée dans un but explorateur, afin d'éclairer le diagnostic, ou pour arriver à la guérison. Nous ne nous occuperons ici que de ses avantages et de ses inconvénients. Cette méthode a pour but de tuer l'hydatide en lui enlevant une partie, ou la totalité de son liquide. — On a reproché à ce procédé de n'agir que sur l'hydatide mère, et d'exposer à une péritonite par suite de l'épan-

(1) Thèse inaugurale déjà citée.

chement du liquide dans le péritoine. On lui a reproché
en outre de produire trop souvent l'inflammation et la
suppuration, accidents qui ont forcé l'opérateur à employer d'autres moyens. — Examinons séparément chacun
de ces points.

Ponction capillaire unique. — La ponction capillaire
seule a été employée, il y a longtemps, déjà comme
moyen de diagnostic. Récamier, Hawkins, Brodies,
Travers-Cox, Robert y ont eu recours plusieurs fois et
en ont fait un moyen de traitement. Cette méthode leur
a donné de bons résultats. Dans l'ouvrage de Davaine,
on trouve consignés sept cas de guérison de kystes hydatiques du foie après une simple ponction. Les malades
ont été revus trois ou quatre ans après et la tumeur n'a-
vait pas reparu. Duffin, Anstie, cités par Jaccoud, ont
observé chacun un cas de guérison produit par la ponction simple. Le kyste cependant n'avait pas été vidé complètement. Durham (*eodem loco*) a rapporté huit cas de
succès dus presque tous à la ponction unique. Hulke a
traité de cette manière un kyste à échinocoques, d'où il
ne put cependant extraire que très-peu de liquide; la
maladie ne récidiva pas. Jaccoud ajoute à ces faits deux
cas de guérison, qu'il a observés lui-même, après une
seule ponction suivie de l'évacuation complète du kyste.
En revanche, Davaine a cité deux cas où la mort a été le
résultat de la ponction et cinq cas où des accidents graves
la suivirent.— L'opération se pratique avec un trocart capillaire que l'on enfonce à l'endroit où le kyste vient
faire sallie, à moins que l'on n'ait reconnu ailleurs l'exis-
tence d'adhérences. Pour s'en assurer, on fait exécuter
au malade divers mouvements pendant lesquels on exa-

mine attentivement quel est le point où la tumeur paraît
ne pas se déplacer. La ponction a déterminé la mort
dans des cas où ces adhérences n'existaient pas. M. Moissenet a vu cette issue fatale arriver dix-huit heures après
la ponction, bien qu'on l'eût pratiquée avec un trocart
explorateur et qu'on n'eût retiré que 350 grammes de
liquide. Après l'opération, le malade eut des frissons, des
vomissements verdâtres, du refroidissement des extrémités. Il mourut de péritonite. (*Arch. génér. de médecine*, fé-
vrier 1859.) Ces cas sont très-rares heureusement, mais
ceux où l'on constate des signes d'inflammation partielle le sont moins. Robert, Demarquay, Dolbeau, Jobert, cités par Davaine, ont observé maintes fois ces
accidents. C'est afin d'éviter l'introduction du liquide
dans la cavité abdominale que M. Boinet a recommandé les précautions suivantes : « Lorsqu'on retire la
canule du kyste et de la paroi abdominale, il faut, avec
le plus grand soin, appliquer les doigts de la main
gauche sur le point où le trocart a été enfoncé, refouler
la paroi abdominale vers le kyste et la tenir rapprochée
de la tumeur afin qu'il n'existe, au moment où la canule
abandonne le kyste, aucun intervalle entre celui-ci et la
paroi abdominale, etc..... »

Ces précautions prises et la canule retirée, on continne
quelques minutes encore la pression, afin que la petite
piqûre faite au kyste par le trocart puisse se resserrer
complètement, et s'opposer au moindre écoulement dans
le péritoine » (1). — Parfois aussi, les échinocoques peuvent obstruer le canal du trocart. Dans ce cas, le jet du

---

(1) Boinet. Traitement des tumeurs hydatiques du foie, par les ponctions capillaires, page 6.

liquide s'arrête, et on est forcé pour le voir reparaître de
faire exécuter à la canule avec beaucoup de précaution
des mouvements capables de la débarrasser des membranes qui coiffent sa pointe ou de les déchirer. On a
conseillé de vider le kyste le plus possible : « Car, dit
M. Paul Marius, dans sa thèse inaugurale, si l'on ne retire qu'une petite quantité de liquide, on n'assure pas
suffisamment la mort du parasite, et l'on ne remplit pas
non plus le but qu'on s'était proposé, d'aider la nature
dans son travail de resorption. » Il ajoute que « les parois
des kystes étant parfois élastiques et rétractiles, les parasites ont pour but de mettre en jeu ces propriétés. Si
donc les parois viennent à se contracter sur le liquide
qu'elles contiennent encore, l'ouverture faite par le trocart se dilate, et le liquide peut couler goutte à goutte
dans le péritoine, sans compter qu'à cette action des parois vient s'ajouter celle des intestins qui tendent toujours à l'expansion, et celle des mouvements respiratoires
dans les divers actes de l'effort. »

On a fait à cette méthode, ainsi qu'à la suivante, bien
d'autres reproches encore, nous nous réservons, en parlant plus loin de la ponction aspiratrice, au moyen de
l'appareil Dieulafoy, de revenir sur ce sujet.

C'est donc à titre de *memorandum* en quelque sorte que
nous signalerons le méthode des ponctions capillaires
successives. Dès 1839 M. Jobert, remarquant qu'une
ponction unique ne suffisait pas à amener la guérison
du kyste, conçut l'idée de répéter cette opération à plusieurs reprises différentes. Le liquide se reproduisit dans
le kyste et souvent même devint purulent. Il fit jusqu'à
quinze ponctions sans observer de résultats satisfaisants.
Davaine (page 576) cite un cas d'Owen Rees qui, après

plusieurs ponctions capillaires successives, fut obligé de recourir en dernier lieu à l'emploi d'un gros trocart.

Méthode aspiratrice, appliquée au traitement des kystes hydatiques du foie. — Modifications apportées par M. Dieulafoy.

La ponction unique et les ponctions successives que l'on pratiquait, il y a quelques années encore, au moyen d'un trocart fin introduit dans le kyste, ont été remplacées avantageusement par la méthode aspiratrice. Dès le 28 mai 1872, M. Gubler, au nom de M. Dieulafoy, faisait une communication à ce sujet à l'Académie de Médecine. A plusieurs reprises depuis cette époque, les sociétés savantes se sont occupées de cette question.

A la méthode des ponctions avec le trocart fin, on a objecté que, vu le calibre de ce dernier, le péritoine pouvait être touché dans un point déjà trop large, et nous avons vu, en effet, que dans cinq cas rapportés par Davaine, l'introduction de l'instrument fut suivie d'accidents assez graves. — L'aiguille aspiratrice offre un diamètre trois fois moindre, et tandis que le trocart explorateur pénètre quelquefois avec difficulté, on arrive avec elle très-facilement dans le kyste sans faire d'efforts et sans aucun tâtonnement. Avec le trocart on ne sait jamais à quel moment précis on rencontre le liquide, quelles que soient d'ailleurs les précautions qu'on ait prises ; et très-souvent, dans la crainte d'avoir dépassé le but, ou de ne l'avoir pas atteint, on change de direction. Il peut arriver aussi que la canule restant en place, il ne sorte que peu ou point de liquide. Dans l'incertitude où l'on se trouve, on saisit la tumeur à deux mains, on exerce des pressions modérées, on prie parfois même le malade de changer de position. Dans toutes les manœuvres, le trocart peut bouger et agrandir l'ouverture. Le moindre effort du malade suffit à le repousser, et les points de contact entre l'instrument et la séreuse se trouvent multipliés. Cette dernière s'enflamme, et, de là, des accidents plus ou moins redoutables, qui peuvent mettre en péril les jours du malade.

Le procédé opératoire est des plus simples. On prend en main l'aiguille n° 1, très-fine et bien aiguisée qu'on enfonce brusquement à travers les téguments. Le vide de l'appareil est puissant et se chargera d'aspirer le contenu. Le secours des mains, qui, la plupart du temps, exerçaient une pression autour du trocart, devient donc inutile. On objectera peut-être qu'en retirant l'aiguille, on s'expose, ici encore, à laisser tomber le liquide de la poche dans le péritoine : plusieurs raisons s'y opposent; d'abord l'extrême étroitesse de la plaie qui se resserre après la sortie de l'instrument, ensuite le vide même qui contribue à retenir la sérosité. « Les autres procédés, dit M. Gubler (1), adhérences, injections, etc., deviennent inutiles dans le traitement des kystes hydatiques du foie. Grâce au procédé de M. Dieulafoy, on peut sans crainte, et sans danger aller à la recherche des collections liquides hépatiques. »

Selon M. Dieulafoy, « après la ponction exploratrice on n'observe presque pas d'accidents. Cependant quelquefois, et, chez les femmes surtout, après la piqûre, il y a des nausées et des douleurs qui vont s'irradiant dans l'abdomen et l'épaule droite. Ces symptômes qui pourraient

(1) Académie de médecine, 26 mai 1872.

faire craindre un début de péritonite sont sans gravité, et cessent après quelques heures et sans fièvre » (1).

Souvent le liquide se reproduit, après une première ponction, quelquefois même devient purulent. Dans ce cas, des aspirations répétées ont permis à M. Dieulafoy de l'épuiser en entier. Il s'efforce de tarir la collection par un moyen mécanique, d'après cette idée émise en principe, selon lui, que « toutes les fois qu'un liquide, quelle que soit sa nature, s'accumule dans une cavité, le premier soin doit être de le retirer, quand cette cavité est accessible sans danger pour le malade à nos moyens d'investigation. S'il se reforme, on le retire encore autant de fois qu'il est nécessaire, de manière à épuiser mécaniquement la séreuse avant de songer à en modifier la sécrétion par des moyens irritants. » Si le liquide retiré est clair, citrin, ou s'il acquiert, comme on le voit le plus souvent après plusieurs ponctions successives, les caractères du pus, le traitement reste le même. Il consiste à l'aspirer au dehors.

Par cette méthode, on a obtenu d'assez nombreux succès, nous citerons, entre autres, les cas suivants que nous avons relevés dans les publications périodiques.

Cas de guérison obtenus par une seule ponction.

En octobre 1874, M. Dumontpallier communiquait à la Société des hôpitaux, de la part de M. Massart (de Honfleur), le cas d'un malade guéri d'un kyste hydatique du foie, après une seule ponction aspiratrice faite avec le trocart n° 2 de l'appareil de M. Potain. Il sortit un liquide transparent, mélangé de débris d'hydatides; il

(1) Gazette des hôpitaux, 19 juin 1872.

n'y eut aucun acccident après l'opération. Le malade fut revu longtemps après et n'accusait aucune douleur.

Le 25 juin 1874, M. Gubler communiquait à la Société de thérapeutique le cas d'un jeune homme ayant une tumeur volumineuse, et chez qui une ponction aspiratrice, de 60 grammes, à peine de liquide, a suffi pour amener la guérison complète. On n'a signalé aucun accident consécutif.

Dans la séance de la Société des hôpitaux du 30 juillet 1874, M. Lancereaux rapporte les observations de deux malades guéris radicalement par une ponction aspiratrice unique. Tous deux ont été revus huit ou dix mois après et se portaient très-bien. Chez l'un, on retira 2 litres de liquide, et il y eut à la suite de l'opération des symptômes de péritonite localisée, qui se dissipèrent assez promptement du reste. Chez l'autre, l'aspiration de 4 litres de liquide ne donna lieu à aucun accident.

Dans la même séance, M. Moutard-Martin rapporte le fait d'un jardinier, atteint de kyste hydatique du foie et d'œdème généralisé. Après une ponction qui donna issue à 4 litres de liquide citrin, l'anasarque et le kyste disparurent complètement, sans occasionner le moindre dérangement dans la santé du malade. Celui-ci fut revu et doit être considéré comme parfaitement guéri.

M. Ferrand (même séance) a eu l'occasion, à l'hôpital Temporaire, de traiter une tumeur hydatique, qui disparut à la suite d'une aspiration de 200 grammes de liquide hyalin.

M. Dolbeau (même Société, 5 mars 1873) fait un rapport verbal sur une observation envoyée par M. Chairon (de Reuil), au sujet d'un kyste hydatique du foie, guéri après une simple ponction avec l'appareil Dieulafoy. Ce fait, cependant, ne peut être considéré comme entièrement probant, car plusieurs mois après l'opération il restait encore de la tuméfaction dans la région du foie, et on est en droit de se demander avec ce chirurgien, s'il y a eu reproduction de la tumeur, ou si l'on n'a pas eu affaire à deux kystes, dont l'un serait guéri, tandis que l'autre serait en voie de développement.

(*Gazette des hôpitaux*, juin 1872.) M. Dieulafoy a ponctionné suivant sa méthode, dans le service de M. Gubler, un kyste peu développé, placé superficiellement, à une période peu éloignée du début. Une seule opération suffit à amener la guérison : mais le malade n'a pas été revu.

Cas de guérison, après plusieurs ponctions aspiratrices, sans que le liquide soit devenu purulent.

(*Gazette des hôpitaux*, juin 1872.) M. Dieulafoy a fait 3 aspirations successives dans un kyste hydatique. Le cas est intéressant, car il n'y a eu aucun symptôme morbide à la suite de ces aspirations. Il n'y a pas eu non plus de pus dans le liquide, qui est toujours resté clair et citrin. Il faudrait admettre ici que la poche kystique a subi sans doute une dégénérescence graisseuse et consécutive à la résorption.

M. Moutard Martin (Société des hôpitaux, 30 juillet 1873) a eu 1 cas de succès à la suite de 2 ponctions exploratrices : la première fois, il retira 3 litres de liquides, la seconde, 60 grammes seulement. Aucun accident n'a été signalé. Depuis, le malade a été revu et n'accusait aucune gêne.

Dans la *Gazette hebdomadaire de médecine et de chirurgie* du 19 juillet 1872, nous trouvons relatée l'observation d'un malade, traité par M. Monod au moyen de l'appa-

'reil Dieulafoy. Il fit 3 ponctions successives à dix jours
d'intervalle. A la deuxième et à la troisième, le liquide
apparut mélangé de bile. Jamais il n'y eut trace de pus.
Il y eut quelques accidents à la suite des deux dernières
opérations, mais elles se calmèrent promptement. Ce malade, revu neuf mois après, fut considéré comme guéri.

(Dans cette observation, on ne peut attribuer la guérison à la méthode aspiratrice seule. Nous citerons, plus
loin, en effet, des cas où la bile, épanchée dans la tumeur, a été considérée comme étant la cause du succès.)

Cas de guérison survenus après plusieurs aspirations malgré l'état purulent du liquide. (Gazette des hôpitaux, juin 1872.)

(*Gazette des hôpitaux*, juin 1872.) M. Matice a fait, dans
son service, 2 ponctions chez un malade atteint de kyste
hydatique du foie. La première fut faite avec un trocart
capillaire ; elle fut suivie de hoquets, de vomissements,
et le liquide s'étant reproduit quelques jours après, il fit
une aspiration avec l'aiguille n° 2. Cette opération donna
issue à 900 grammes de liquide louche et purulent ; pas
d'accidents consécutifs ; malade revu et guéri.

(Même journal, même date.) M. Dieulafoy relate l'observation d'un homme chez qui 7 aspirations successives
amenèrent la guérison. Le kyste fut guéri en deux mois.
Dès la première ponction, le liquide était purulent. L'aiguille n° 2 suffit dans ce cas à donner issue aux fragments
d'hydatides.

La ponction capillaire peut donner, parfois, naissance
à des accidents. Mais, comme le fait remarquer M. Dieulafoy, c'est surtout après la première opération qu'on les
observe. Il s'établit, pour les suivantes, une sorte de to-
lérance. La douleur s'irradie dans l'épaule droite et dans

tout le côté droit. Il peut y avoir de la fièvre, des hoquets , des vomissements. Selon cet observateur, ces
phénomènes seraient dus plutôt à l'excitabilité de la séreuse qu'à une phlegmasie vraie. Quoï qu'il en soit, ils
sont de courte durée et disparaissent assez rapidement.
Il faut, sitôt la ponction faite, éviter avec le plus grand
soin de percuter la tumeur, sous le prétexte de reconnaî-
tre son volume. On recommande au malade de rester
dans le repos le plus absolu. Les précautions les plus
grandes doivent être prises à son égard : il suffirait, parfois, d'une quinte de toux, d'éternuments réitérés pour
acccroître ses douleurs.

On doit se garder surtout de pratiquer la mensuration
de l'abdomen : cette opération, qui nécessite de la part
du patient des efforts pour se soulever, produirait, à coup
sûr, un effet nuisible. On prescrit aussi des cataplasmes
laudanisés sur la tumeur, et quelques narcotiques à l'intérieur. En agissant ainsi, il est rare que les accidents ne
disparaissent pas au bout de quelques heures. Quelquefois, cependant, ils persistent davantage, et dans un cas
cité par M. Lancereaux, ils ont duré plusieurs jours. Il
est un fait, très-curieux, qu'on a observé presque cons-
tamment après la ponction exploratrice. C'est une urti-
caire plus ou moins intense. Elle débute très-rapidement
après l'opération : il suffit d'un laps de temps de dix à
quinze minutes pour qu'on la voie se présenter. Tantôt
localisée au côté droit de l'abdomen ou à un membre,
elle reste stationnaire pendant quelques jours et disparaît. Tantôt, au contraire, après s'être effacée, l'éruption
apparaît de nouveau, se généralise et s'éteint définitivement. Cet étrange phénomène n'a pas reçu d'explication
jusqu'ici. Il a été signalé bien des fois, et récemment

encore à la Société des hôpitaux, dans sa séance du 30 juillet 1874, M. Hayem faisait des observations à ce sujet.

Les objections que l'on a faites à la méthode des ponctions aspiratrices sont fort nombreuses. On a dit, et M. Boinet entre autres, dans les différentes communications qu'il a faites, a prétendu que la plupart du temps cette opération n'était que palliative, que le liquide se reproduisait, et qu'il fallait intervenir de nouveau. Cela est vrai assurément. Cependant les cas où le malade guérit à la suite d'une seule ponction ne sont plus rares aujourd'hui. Et, en admettant que le kyste reprenne son volume primitif, M. Dieulafoy a prouvé que, par des aspirations successives, on pouvait quand même en amener l'épuisement complet.

« Il s'établit, dit-il, entre la poche kystique et l'opérateur une lutte qui finit toujours par tourner au profit de celui-ci. » Sans être aussi absolu, nous constaterons cependant que cette objection n'a de valeur qu'au cas où le liquide de la tumeur devient purulent. On a dit que par ce moyen le kyste pouvait s'enflammer, suppurer et occasionner par là ces accidents redoutables qui accompagnent presque toujours la rétention du pus dans une cavité. Ce reproche est certainement beaucoup plus sérieux. Nous voyons bien, il est vrai, dans les observations de M. Dieulafoy, deux cas où malgré la purulence du contenu de la poche, la guérison a été obtenue. Mais il faut néanmoins avoir toujours présents à l'esprit les dangers qui peuvent résulter de ce changement survenu dans la tumeur. M. Pidoux, à la suite d'une ponction avec un trocart explorateur, a vu le kyste s'enflammer, et la mort arriver dans un délai de dix jours. On ne s'était pas servi, dans ce cas, de l'appareil Dieulafoy. Nous trouvons relatée dans le *Mouvement médical* du 19 avril 1873 une observation de M. Dupuy, qui vient à l'appui de ce reproche. « Dans le service de M. Axenfeld on traita par la méthode des ponctions aspiratrices une malade atteinte de kyste hydatique du foie. Dès la deuxième opération, le liquide devint purulent. La malade quitta l'hôpital, très-affaiblie, et entra quelque temps après dans le service de M. Demarquay, suppléé par M. Ledentu. On pratiqua alors l'ouverture de la tumeur par les caustiques. La femme n'en mourut pas moins peu de jours après, épuisée par l'abondance de la suppuration.

« Cette mort, dit en terminant le rapporteur, doit être attribuée à l'abondance de la suppuration. »

On a dit, en outre, que les kystes hydatiques étaient la plupart du temps multiloculaires, qu'une ponction ne pouvait ouvrir qu'une seule vessie hydatique, et que, par conséquent, le traitement était incomplet. Pour les ouvrir toutes, ajoutait-on, il faut faire de nouvelles ponctions, qui ont l'inconvénient de produire l'inflammation des parois du kyste, et de compromettre la vie du malade.

« Toutes les fois, dit M. Boinet, qu'un kyste a été guéri par la simple ponction, c'est qu'il était multiloculaire, et rien n'assure que longtemps après il ne se reproduise pas. »

M. Dujardin-Baumetz (*Bulletin de thérapeutique*, 1873) condamne énergiquement la méthode aspiratrice dès que la purulence s'établit, car « si forte que soit l'aspiration, la canule est complètement insuffisante, lorsqu'il s'agit d'aspirer des débris d'hydatides assez volumineux ou des cristaux de cholestérine, comme il s'en trouve réquemment dans ces tumeurs. L'infection putride survient alors, et la mort arrive dans un délai plus ou moins court. »

Quoi qu'il en soit, la méthode des ponctions aspiratrices compte aujourd'hui de nombreux succès. Elle est utile dans bien des cas, et rend d'incontestables services au diagnostic des kystes hydatiques du foie.

Il s'en faut, en effet, qu'on ait toujours réuni les signes de cette affection. Que de fois n'hésite-t-on pas en présence d'une tumeur qui se développe par la partie supérieure ou dans la profondeur de l'organe ! Lorsque le kyste est peu volumineux, qu'il soulève à peine les téguments, que la mensuration n'accuse que peu ou point de changement dans l'ampliation du côté droit de la poitrine, et que, malgré cela, on constate de la dyspepsie, de la sensibilité à la pression, etc...; dans ce cas, on reste souvent dans le doute, on attend, on patiente, et la maladie fait des progrès.

« Le kyste, dit M. Dieulafoy, devient multiloculaire, se cloisonne, envahit l'organe, etc.; c'est alors que la ponction aspiratrice devient un moyen efficace de constater la présence du liquide. Jusqu'ici le trocart fin avait été seul employé, et quand, par hasard, il ne sortait rien, on changeait sa direction, on pressait sur la tumeur, on exposait le malade à tous les dangers de la suppuration. Cette méthode permet de ne pas temporiser, et il est un fait acquis, c'est que le kyste a d'autant plus de chances de guérir qu'on l'attaque plus tôt, qu'on est plus près du début. »

Par ce procédé, il n'est pas possible de dépasser les limites de la poche kystique, car le vide existe dans l'appareil, et à peine a-t-on rencontré le liquide que celui-ci jaillit dans l'instrument. L'opération n'est pas plus doulou-

reuse que la simple piqûre faite avec une seringue de
Pravaz ; on peut pénétrer profondément dans le foie sans
éveiller de grandes douleurs, et en supposant qu'une
première ponction reste négative, on peut, après avoir
retiré brusquement l'aiguille, recommencer l'opération
ailleurs, sans aucun danger. Cette méthode permet donc
d'établir, sans retard, le diagnostic, et d'aborder la question du traitement.

Dans les kystes reconnus uniloculaires, la méthode
de M. Dieulafoy a donné d'excellents résultats. Elle est
bien plus facile à exécuter, permet d'agir dans les cas
pressants, lorsque la tumeur menace de se rompre ou
gêne considérablement. C'est un moyen palliatif en
même temps qu'un très-bon procédé de traitement.

S'il est vrai que, dans quelques cas, la suppuration
survenue dans le kyste à la suite des ponctions répétées
a pu occasionner de graves accidents, la mort même, il
faut tenir compte de l'état quelquefois délabré des malades, au moment même de l'opération. — M. Dieulafoy
a fait de nombreuses aspirations chez des sujets qui ont
guéri, malgré la purulence du liquide, et est arrivé
quand même à épuiser la tumeur. Il a pris soin néanmoins, dans tous les cas, de substituer l'aiguille n° 2 à
l'aiguille n° 1, dès que le liquide devenait louche. Quoi
qu'il en soit, si à la suite de la suppuration de la poche
kystique, l'état du malade devenait inquiétant, les nombreuses ponctions qu'on aurait faites auparavant trouve-
raient à ce moment même leur application utile. Si l'on
a eu soin d'enfoncer les aiguilles à une petite distance
les unes des autres, de façon à circonscrire un espace
de 1 à 2 centimètres de diamètre, il sera facile, sans
rien craindre pour le péritoine, d'enfoncer quand on le

voudra, à cet endroit même, un gros trocart. Des adhérences se seront établies très-solidement entre les deux faces de la séreuse et mettront ainsi à l'abri de toute crainte. M. Dieulafoy, dans un cas où des complications s'étaient présentées, a opéré de cette façon. — Après avoir introduit un trocart d'un gros diamètre, il a placé une sonde à demeure, et a fait dans la poche des injections modificatrices.

M. Jaccoud, dans ses cliniques de l'hôpital Lariboisière, s'est déclaré entièrement partisan des ponctions capillaires. « En résumé, dit-il, je conseille et je pratique la ponction simple avec évacuation complète, comme méthode générale du traitement des kystes hydatiques. — En fait, je ne reconnais à ce traitement qu'une seule contre-indication qui est la suivante. Si le malade éprouve à un moment des douleurs vives dans la tumeur, si les symptômes généraux dénotent l'inflammation du kyste, je me préoccupe de la question des adhérences, car il est presque certain que le liquide est devenu purulent. — Si je ne puis me renseigner sur ce point, je fais une large ponction et je laisse la canule ou une sonde à demeure. »

Quant au liquide (contrairement à M. Dieulafoy qui ne vide pas d'emblée toute la poche), M. Jaccoud recommande de l'extraire en entier, afin d'empêcher le développement d'une péritonite secondaire. Et il en donne pour raison, que si petite que soit la ponction, on ne peut être certain que la piqûre se referme aussitôt qu'on a enlevé l'aiguille. — Cet écoulement se ferait d'après les partisans de cette théorie, avec d'autant plus de facilité que les parois du kyste sont élastiques, et compriment le liquide restant en se rétractant sur lui.

Quant à la ponction évacuatrice faite à l'aide d'un trocart de moyen calibre que l'on enfonce du premier coup dans la tumeur, sans se préoccuper s'il y a des adhérences ou non, il est incontestable qu'elle peut amener des dangers sérieux. La canule, a-t-on dit, peut livrer passage tout à la fois au liquide et aux hydatides. Cela peut être vrai dans certains cas, où les débris sont d'un très-petit volume. Mais, ainsi que le fait très-bien remarquer Trousseau, cette opération est applicable tout au plus au cas où le kyste, faisant saillie à l'extérieur, menace de s'ouvrir, et lorsqu'on est en droit d'espérer que la tumeur et les parois abdominales se sont soudées. Si cela n'existe pas, des inflammations presque fatalement et rapidement mortelles, peuvent être la conséquence de l'épanchement survenu dans la plèvre ou le péritoine. Nous n'ignorons pas que, malgré l'absence de ces mesures préventives, M. Jonassen a eu en Islande de très-bons résultats, que sur 10 opérés il a eu 7 guérisons et 3 morts seulement. Mais ce dernier chiffre est relativement très-élevé et nous ne croyons pas qu'il soit de nature à encourager le praticien dans cette voie. On pourra nous objecter que dans aucun de ces trois cas, il n'y a eu de péritonite, et que les malades sont morts tués par la suppuration survenue longtemps après la première ponction ou par l'état de délabrement dans lequel les avait jetés le développement exagéré de leur tumeur; le reproche que nous faisons à ce procédé n'en demeure pas moins fondé,

Ponctions capillaires suivies d'injections. — Cette méthode qui consiste à vider le kyste en totalité ou en partie et à injecter ensuite des liquides qu'on suppose capables de tuer les vers vésiculaires a été employée, il y a longtemps déjà. — Davaine rapporte deux cas dans lesquels M. Aran l'a mise en pratique.

Dans la première observation, après dix ponctions successives, qui avaient amené la purulence, il injecta dans le kyste un mélange de teinture d'iode et d'iodure de potassium. Trois mois après le malade était considéré comme guéri, bien que la saillie du foie n'ait pas diminué entièrement. Dans la seconde observation, ce fut après la première ponction que la même injection fut faite, un mois plus tard, il ne restait plus qu'un peu de douleur et une légère saillie de l'hypochondre. — On constata, dans ces deux cas, des phénomènes d'iodisme. — Ces deux observations ne sont pas concluantes, car les malades n'ont pas été revus assez de temps après leur depart, et l'on sait que les kystes du foie se reproduisent très-fréquemment, non-seulement après la ponction simple, mais comme nous le verrons plus loin, après les ponctions avec le gros trocart, lors même qu'on les fait suivre d'injections modificatrices ou irritantes.

M. Richard (1) a obtenu un cas de guérison par la ponction capillaire suivie d'injections d'alcool. La tumeur se reproduisit bien à plusieurs reprises; néanmoins la malade fut considérée comme guérie après trois mois de séjour à l'hôpital. — Ici comme plus haut, nous ne pourrions conclure à une guérison définitive que si nous avions la certitude que six mois ou un an après, la tumeur ne s'était pas reproduite. Or, le rapporteur ne dit pas s'il a eu l'occasion de s'assurer du fait.

Dans le journal *The Lancet* (septembre 1866), nous trouvons relatée l'observation d'un kyste hydatique du foie

(1) Bulletin général de thérapeutique, 1855, page 411.

traité avec succès par l'injection d'extrait mou de fougère
mâle. M. F. Pawy s'exprime ainsi : « L'extrait de cette
plante étant trop insoluble dans l'eau et l'alcool pour
pouvoir être injecté par une canule fine, on le mélangea
avec la potasse dans les proportions suivantes.

1/2 drachme d'extrait mou purifié de fougère mâle.

1/2 drachme, liqueur de potasse.

6 drachmes d'eau distillée.

On fit une injection le 6 novembre, après avoir pris les
précautions d'usage pour empêcher la pénétration de
l'air, et sur le moment il ne survint aucune douleur. Quelque temps après cependant, il y eut de très-légers
symptômes de péritonite localisée au pourtour de la
piqûre. Le liquide que l'on avait extrait préalablement
contenait des crochets, etc... Dès le 29 novembre,
c'est-à-dire vingt-cinq jours après la ponction et l'injection, la malade sortait, sans présenter aucune gêne. »
M. Pawy en tire cette conclusion que l'extrait de fougère mâle tue les hydatides sans amener de suppuration,
et favorise ensuite l'absorption du liquide. Rien ne nous
dit encore dans ce cas que la guérison se soit maintenue.
Cependant l'extrait de fougère mâle étant un anthel-
mintique assez énergique, son emploi pour le traitement de ces tumeurs nous semble rationnel. Nous ne
connaissons pas d'autres circonstances dans lesquelles
ces injections aient été faites.

Traitement par l'électricité. — Cette méthode, à notre
connaissance, n'a pas été appliquée en France. C'est en
Islande, qu'elle a pris naissance. Actuellement elle tend
à se vulgariser en Angleterre. On introduit dans la
tumeur et assez près l'une de l'autre deux aiguilles

dorées. On s'assure qu'elles ont pénétré dans le liquide et qu'elles se touchent par leurs extrémités. Les têtes des aiguilles sont mises en rapport avec le pôle négatif d'une pile de Daniell, par exemple. Le pôle positif terminé par une éponge mouillée est, placé sur la paroi abdominale, puis on laisse passer le courant pendant une moyenne d'un quart d'heure. Tantôt, après une première opération, la tumeur diminue considérablement. Tantôt, au contraire, la rétraction est très-lente. A la suite de l'électrolyse, on constate à peine quelques mouvements fébriles et des douleurs plus ou moins vives. Après quelques jours, les malades peuvent se lever et reprendre leurs occupations. « En introduisant deux aiguilles au lieu d'une dans la tumeur on a un double but, dit M. Jaccoud ; on s'assure de la liquidité du contenu en faisant arriver les pointes au contact, et en agrandissant la surface d'action de l'électricité. Cette méthode aurait obtenu de très-beaux résultats, car, en 1870, MM. Fagge et Durham ont communiqué 8 succès sur 8 opérations à la Société royale médico-chirurgicale de Londres. L'expérience ultérieure apprendra si les résultats sont toujours aussi satisfaisants qu'ils l'ont été jusqu'ici. » Quoi qu'il en soit, il y a là un moyen de traitement nouveau qui s'est fait remarquer en Angleterre par son innocuité et son efficacité à la fois.

Deuxième série de procédés.

Le point de départ des méthodes que nous allons examiner est le même pour toutes : il consiste à ouvrir une issue facile au liquide et aux débris d'hydatides contenus dans le kyste : elles se divisent en deux catégories ; dans les unes, on ne tient pas compte des adhérences et l'on pénètre d'emblée dans la tumeur, tandis que dans les autres, on a soin de produire une inflammation adhésive avant de tracer une voie au contenu de la poche.

Nous rangeons dans la première classe les ponctions par des gros trocarts, avec séjour de la canule ou d'une sonde, et injections de divers liquides, ainsi que l'incision simple ou l'incision à deux temps;

Dans la seconde, nous décrivons les méthodes de Trousseau et de Récamier. Nous aurons soin en exposant ces différents procédés de relater les modifications qui y ont été apportées, ainsi que les objections qui leur ont été faites.

1° Des ponctions par le gros trocart avec séjour de la canule ou d'une grosse sonde.

En 1836, M. Jobert, après avoir fait appliquer pendant 24 heures sur la tumeur un morceau de potasse caustique, incise circulairement l'eschare avec le bistouri, et fait dans le milieu de la perte de substance une ponction qui donne issue à une demi-pinte environ d'un liquide parfaitement limpide. Il place ensuite dans le foyer et jusqu'au lendemain une sonde de gomme élastique qui donne issue à un verre environ du même liquide. Les jours suivants des débris d'hydatides sortent par la plaie, en même temps que surviennent des symptômes généraux assez graves, tels que vomissements bilieux, hoquets, frissons, sueurs, éternuments. Le malade n'en guérit pas moins et quitte l'hôpital deux mois après.

Trois ans plus tard, en 1839, M. Jobert a de nouveau l'occasion de traiter un kyste du foie. Il fait à trois reprises différentes et à plusieurs jours d'intervalle, la ponction de la tumeur avec un trocart de plus en plus gros. Comme dans la première observation, il laisse la canule en place pendant vingt-quatre heures. Le malade éprouve de temps à autre des symptômes de péritonite, et guérit néanmoins.

Nous avons mentionné ces deux faits, car ils servent de lien, en quelque sorte, aux méthodes décrites plus haut et à celles que nous nous proposons d'étudier bientôt. Ce procédé qu'employait Jobert était loin d'être à l'abri des reproches. Il s'était proposé, en effet, par le séjour de la sonde ou de la canule, de s'opposer d'une façon plus certaine à un épanchement dans le péritoine. Si c'était là le but qu'on voulait obtenir, il ne fallait pas dès le lendemain retirer l'instrument (les adhérences, au bout de vingt-quatre heures, ne peuvant être solides). Probablement, elles étaient faibles, molles, infiltrées de sérosités, et ce qui le prouve bien, ce sont les accidents consécutifs de péritonite qu'on peut, ainsi que le fait très-justement remarquer M. Paul Marius, rapporter à leur déchirure partielle. Jobert venait donc de créer une nouvelle méthode que M. Boinet chercha à perfectionner plus tard. On doit surtout à ce dernier d'avoir très-exactement tracé la conduite de l'opération, en agençant les divers temps successifs qui avaient été exécutés isolément par d'autres chirurgiens.

Dès 1853, M. Boinet, dans son traité d'iodothérapie, établissait les règles suivantes :

« 1° On doit ponctionner avec un gros trocart la tumeur du foie dans son point le plus saillant.

« 2° Retirer le trocart et introduire dans la canule restée en place une sonde de gomme élastique qui remplisse la canule aussi bien que le trocart lui-même, puis sur cette sonde qu'on laisse dans le kyste, retirer la canule ;

3° A l'aide de cette sonde qu'on peut laisser en place pendant plusieurs jours, afin que des adhérences puissent se former entre le kyste et les parois de l'abdomen, retirer le liquide contenu dans le kyste et pratiquer des injections iodées;

« 4° Si le kyste contient des hydatides trop grosses pour pouvoir sortir par les ouvertures de la sonde qui doivent être très-larges, on peut débrider avec le bistouri et agrandir l'ouverture fistuleuse du kyste, une fois que les adhérences sont établies. »

Cette méthode n'a pas été, plus que les précédentes, à l'abri des objections. On a dit que la ponction faite d'emblée avec un trocart de gros calibre, outre les dangers de péritonite auxquels elle expose, pouvait n'être pas suffisante même dès le premier moment. M. Boinet, en effet, fut obligé, chez un malade qu'il traita, dans le service de M. Briquet, à la Charité, de faire avec le bistouri une incision de 1 centimètre pour agrandir l'ouverture insuffisante qu'avait faite le trocart. Les produits de la suppuration et de la putréfaction des membranes ne pouvaient trouver d'issue dans ce cas. En 1864, ayant eu l'occasion d'opérer une autre tumeur de cette nature chez un enfant, ce médecin fit subir quelques changements à son procédé. Quatre ponctions capillaires tentées d'abord enflammèrent le kyste. Il essaya la méthode de Récamier, mais devant la douleur qu'éprouvait le petit malade, il plongea un gros trocart dans le kyste, introduisit la sonde et fit des injections de teinture d'iode et d'eau. Les hydatides sortirent très-difficilement. Devant ce danger, M. Boinet augmenta le calibre de sa sonde, puis enfin après avoir introduit par cette voie une canule courbe qui cachait la pointe d'un trocart, il fit ressortir cette même pointe à 3 centimètres de la première ponction, en embrochant de dedans en dehors la tumeur, le

péritoine et la paroi abdominale dans toute son épaisseur.
Il glissa ensuite une sonde dans la canule courbe qui était
restée en place, de telle façon que de ses extrémités,
l'une fasse saillie par la première ouverture, et l'autre
par la plaie de contre-ponction. C'était en quelque sorte
un séton creux. Enfin, quinze jours après, quand il crut
que les adhérences étaient assez solides, il fendit sur
une sonde cannelée le pont de tissu existant entre ces
deux points. Cette large voie ayant été ouverte à l'écoulement des liquides, on fit de temps à autre des injections
de teinture d'iode. La guérison se fit assez rapidement et
sans accidents. (Observations recueillies dans la thèse
inaugurale de M. Marius Paul.)

Ces deux cas prouvent surabondamment que M. Boinet se préoccupait avant tout de la largeur des ouvertures et de la nécessité d'établir des adhérences.
Suivant lui, les sondes introduites dans les ouvertures
de ponction et de contre-ponction suffisaient pour amener
ce résultat. L'innocuité de l'incision s'expliquerait aussi
par le cercle inflammatoire qui se développe autour des
points en contact avec la canule.

En 1873, M. Demarquay donna des soins à un malade
atteint de tumeur hydatique du foie. Il fit une ponction
avec un gros trocart, qui donna issue à 2 litres de liquide
citrin. La poche kystique ne tarda pas à suppurer. Et
les accidents qui survinrent à la suite de ce changement
dans la nature du contenu de la tumeur, donnèrent lieu
à une fièvre hectique qui mit en danger les jours du malade. Le chirurgien de la maison de santé n'hésita pas en
présence de cette grave complication, à appliquer les
caustiques, mais le malade succomba avant la chute de
l'eschare. L'autopsie ne put être faite. M. Dupuy qui

rapporte cette observation (*Mouvement médical*, 1873, p. 197), n'hésite pas à attribuer cette mort à l'état de délabrement produit par la suppuration et la rétention probable des débris d'hydatides transformés.

On a reproché au procédé de la ponction avec un gros trocart de ne pas amener la guérison du premier coup et de produire quelquefois même la récidive :

« Dans le service de M. Richet, une amélioration était survenue après la première ponction suivie d'injections iodées. La tumeur avait considérablement diminué. Mais dix mois plus tard elle reparut, et l'on fut forcé de recommencer la même opération. Le malade mourut de phthisie pendant le cours du traitement. A l'autopsie, on trouva la membrane du kyste ratatinée et repliée sur elle-même et adhérente au tissu du foie. La poche semblait avoir diminué de volume, mais intérieurement, il y avait une vésicule hydatique intacte, grosse comme une noix. On se demanda si cette dernière n'aurait pas proliféré à son tour et servi de point de départ à une nouvelle tumeur. » (*Société anatomique*, janvier 1870.)

A côté de ces insuccès de la méthode préconisée par M. Boinet, nous avons relevé dans les publications périodiques un certain nombre de faits qui parlent hautement en sa faveur.

Chez un malade traité par M. Voisin en 1857 et qui, pendant le cours de sa convalescence, mourut de pneumonie, on constata, à l'autopsie, qu'à la suite de la ponction avec le gros trocart, la canule qu'on avait laissée longtemps à demeure, avait amené de bonnes adhérences (*Société anatomique*, 1857, p. 131). Dès la première opération, il se déclara, en effet, une inflammation adhésive qui tint accolés le kyste et les parois abdominales. Les adhérences sont lâches et molles pendant les premiers jours, mais au bout de plusieurs semaines, ainsi que l'a fait remarquer M. Dolbeau, elles acquièrent de la consistance et tout danger disparaît.

(*Societé médicale des hôpitaux*, 27 novembre 1874.) — M. Dolbeau obtint un cas de guérison chez un homme affaibli par la suppuration d'un kyste du foie consécutive à une ponction capillaire. Il enfonça un gros trocart, et fit des lavages fréquents dans la poche. Le malade fut revu trois ans après et n'accusa aucune douleur. Le chirurgien de Beaujon termine cette communication en disant que la ponction avec un gros trocart fait cesser les accidents de fièvre putride en donnant au pus une issue facile.

(*Société médicale du Haut-Rhin*.) — M. le docteur Camille Beltz cite le fait suivant: appelé à donner ses soins à un très-jeune enfant, il reconnut un kyste hydatique du foie s'étendant jusque dans la fosse iliaque. Il pratiqua une ponction avec un gros trocart. La tumeur fut vidée et lavée très-régulièrement. On continua pendant plusieurs mois des pansements méthodiques en vue de la faire suppurer. La guérison survint rapidement.

Cette méthode n'a pas toujours été employée telle que nous l'avons décrite : à plusieurs reprises différentes on lui a fait subir des modifications que nous rapporterons succinctement.

M. Clément, docteur à Aigues-Mortes, a rapporté une observation d'une femme traitée par la ponction à l'aide d'un gros trocart, l'évacuation des poches kystiques par l'aspiration et les lavages. (Société de chirurgie, 29 janvier 1873, rapport de M. Boinet.) « La femme était très-affaiblie quand il pratiqua l'opération. Il sortit un liquide semblable à du petit-lait, dont le jet cessa brusquement. Un stylet, introduit dans la canule, pénétra à 14 centimètres sans atteindre le fond de la poche. On le retira et il s'écoula 300 grammes de la même matière. Sept jours après l'opération le liquide devint complètement purulent; puis la plaie se referma et la tumeur reprit son volume. » Pensant que des adhérences s'étaient faites M. Clément fit une nouvelle ponction avec un trocart de 4 millimètres qui donna issue à du pus verdâtre et à quelques débris d'hydatides; c'est alors qu'il se décida à intervenir rapidement, et dans ce but il pratiqua l'aspiration du contenu de la poche avec une seringue assez forte. Cette dernière opération réussit très-bien, car il retira par ce moyen 3 litres de liquide ainsi que des membranes en état de putréfaction. Cette aspiration, répétée à 5 ou 6 reprises différentes, amena la guérison définitive de la tumeur.

Dans ce procédé, on le voit, l'extraction des hydatides entières ou en lambeaux se fait immédiatement, grâce à des aspirations répétées. Le traitement, qui la plupart du temps est assez long à la suite de la méthode telle que la pratique M. Boinet, se réduit considérablement, quand on se sert des modifications apportées par M. Clément. D'autre part, on n'expose plus le malade aux inconvénients des caustiques, des incisions, des sondes à demeure et des injections répétées pendant des semaines, des mois même. L'infection putride qui s'est montrée plusieurs fois à la suite de la rétention des débris d'hydatides et de l'abondance de la suppuration, doit sinon disparaître dans ce cas, du moins se montrer très-rarement. «Le succès obtenu par le Dr Clément, dit M. Boinet, doit encourager à mettre en pratique ce procédé, d'autant mieux que si l'on ne parvient pas à retirer toutes les membranes par la canule, après les avoir déchirées, morcelées, on aura toujours la ressource de la sonde à demeure pour établir des adhérences s'il n'en existe pas, et faire des injections iodées avant d'arriver à une incision assez large pour permettre la sortie facile de tout le contenu. »

En 1868, dans un rapport qu'il fit à la Société médico-chirurgicale de Londres, le Dr John Hurley a rapporté un cas de succès obtenu par la méthode suivante : Après avoir ponctionné la tumeur avec un gros trocart, on laisse la canule en place, jusqu'à ce qu'elle devienne libre, dans la plaie qui commence à suppurer. On la remplace alors par 2 ou 3 sondes en gomme élastique n° 12. On doit tâcher de les disposer de façon que dans l'intérieur du kyste, leurs extrémités soient rapprochées, etc... On fait ensuite soir et matin des injections, etc.

On le voit, le médecin anglais cherchait avant tout à vider le sac de son liquide et de son contenu membraneux.

On s'est préoccupé aussi de la pénétration de l'air dans la poche au moment de la sortie du liquide et des hydatides. C'est pour cela que MM. Verneuil et Labbé ponctionnent la partie la plus saillante de la tumeur avec un gros trocart dont la canule est pourvue d'une chemise de baudruche.

Les auteurs ne sont pas tous partisans de la ponction d'emblée avec un gros trocart. Quelques-uns, avant d'enfoncer l'instrument, cherchent au moyen du caustique à établir des adhérences, et ce n'est que lorsqu'ils croient avoir produit une inflammation adhésive qu'ils pratiquent la ponction. Ils appliquent à deux ou trois

reprises différentes les caustiques et font seulement alors
pénétrer le trocart à travers l'eschare. M. Richet détruit
successivement la peau et le tissu musculaire, puis
lorsqu'il arrive au péritoine il pratique seulement la
ponction. Son procédé lui a donné d'excellents résultats.
Nous le résumerons en quelques lignes. Ce chirurgien
fait d'abord une ponction capillaire exploratrice afin de
s'assurer de la nature du liquide, et tente la guérison par
ce moyen si faire se peut. Il a recours alors à la pâte de
Vienne en premier lieu, puis au chlorure de zinc, « le roi
des caustiques, » selon lui. Après avoir détruit ainsi et
couche par couche les parois abdominales jusqu'à la
séreuse, il ponctionne la tumeur avec un trocart très-
fin, pour s'assurer de l'épaisseur des parois à traverser et
de la solidité des adhérences. Cet examen terminé, il
enfonce un trocart de la grosseur du pouce au centre de
l'eschare, et laisse la canule en place pendant 24 heures
en ayant soin de ne vider le kyste qu'à moitié, afin
d'éviter les accidents qui pourraient survenir à la suite
d'un retrait aussi brusque de la poche. Deux jours après,
il substitue à la canule une sonde de gomme d'assez
gros calibre. Il est certain qu'en agissant ainsi on évite
l'infiltration des liquides à travers des adhérences encore
molles. « Si plus tard, ajoute le professeur, l'ouverture
semble se rétrécir, j'ai le soin d'introduire des fragments
d'éponge préparée afin d'ouvrir une voie plus large. Je
place alors dans l'orifice une de ces canules dont on se
sert pour dilater les rétrécissements du rectum. Le traitement est completé par des injections d'eau de noyer,
de tannin, d'alcool, etc... » M. Richet dans l'exécution de
cette méthode insiste surtout sur un point. On ne devra,
selon lui, supprimer que très-tardivement la canule rec-

tale, lorsque le kyste sera revenu sur lui-même, ce qu'on reconnaîtra facilement à la petite quantité de liquide qu'on pourra introduire dans sa cavité.

L'auteur de procédé obtint ainsi de très-beaux résultats. Nous trouvons entre autres cas de guérison le suivant relaté dans la *Gazette des Hôpitaux* du 23 avril 1873. — Une jeune fille admise dans le service de Richet fut reconnue, grâce à des ponctions exploratrices faites en différents endroits, atteinte de deux kystes hydatiques du foie. Sur l'un deux on fit une première application de caustique, le 19 novembre 1871. Le 22, on arracha l'eschare qui ne tombait pas assez vite. On plaça ensuite dans la plaie un morceau de pâte de Canquoin. C'est alors qu'une ponction capillaire fut faite, ponction qui donna issue à peu de liquide. Elle fut suivie de quelques vomissements et de douleurs abdominales violentes. Le 9 novembre, après l'introduction d'un trocart assez volumineux et le résultat négatif qui s'ensuivit, on émit l'idée que les débris d'échinocques obstruaient le tube. On repoussa avec une autre sonde la vésicule qui coiffait la canule de l'instrument et aussitôt le liquide fit irruption au dehors... Une canule fut laissée à demeure, on pratiqua des injections d'eau alcoolisée et la malade semblait guérie quand elle fut prise dans le côté gauche du foie de douleurs violentes. C'était le second kyste diagnostiqué dès le début qui s'enflammait à son tour : on suivit la même voie que pour le premier et la malade guérit parfaitement.

Dès 1866, à l'hôpital de la Pitié, M. Richet obtint un cas de succès de la même façon. — Cette fois au lieu d'eau alcoolisée ce fut de teinture d'iode qu'il se servit. En 1872 à l'Hôtel-Dieu, ce chirurgien guérit de même un malade par cette méthode. Ce qu'il y eut de curieux dans ce cas, c'est qu'il sortit par l'ouverture faite à la poche une grande quantité de lambeaux de membranes. Il suffisait pour voir affluer au dehors des débris d'hydatides d'enlever momentanément la canule rectale.

Le danger de plonger un gros trocart dans une tumeur, dont les parois peuvent glisser sur la canule et permettre l'épanchement du liquide dans la cavité séreuse, avait fait naître la méthode des adhérences préalables. Quelques chirurgiens, reprochant aux caustiques d'agir trop lentement, cherchèrent à atteindre ce but par des moyens mécaniques. De cette idée sont nés les trocarts à érignes et à hélice. Le trocart à érignes est un trocart ordinaire dont la canule est pourvue à l'interieur de coulisses dans lesquelles glissent de petites tiges d'acier. L'opérateur peut à son gré faire sortir ces dernières par des ouvertures situées près de l'extrémité et disposées de telle façon que les pointes se recourbent et accrochent après l'introduction de l'instrument les parois hystiques à l'abdomen. Le trocart à hélice est fondé sur le même principe. C'est un instrument plus compliqué que le premier. Nous n'en donnerons pas la description. Du reste ces divers modèles qui ont été préconisés pour les kystes de l'ovaire, n'ont pas à notre connaissance été employés dans le traitement des tumeurs hydatiques du foie.

Procédé de Trousseau. — Pendant le cours de l'année 1862, Trousseau appliqua au traitement des kystes hydatiques du foie un nouveau procédé pour produire des adhérences entre la tumeur et les parois du ventre : l'acupuncture multiple. Cette méthode consiste à enfoncer dans cette dernière à travers la peau préalablement recouverte d'une petite rondelle de linge, de cuir, ou même de caoutchouc, destinée à la protéger, trente ou quarante aiguilles piquées en rond et qui doivent toutes avoir une tête de cire à cacheter, afin que l'opérateur ne soit pas exposé à les voir disparaître complètament dans la poche. Il se fait autour de chacune de ces tiges métalliques une légère inflammation, comme il s'en produit une autour de la sonde à demeure ou de la canule dans le procédé avec le gros trocart. Quelques jours après l'implantation de ces corps étrangers, les adhérences partielles se réunissent et l'on peut sans danger pratiquer dans l'espace qu'ils circonscrivent une incision assez large. Le malade chez qui cette méthode fut mise à exécution, mourut pendant le cours du traitement. Cependant dans l'observation que Trousseau rapporte dans ses Cliniques (tome III, p. 268), nous ne trouvons rien qui indique d'une façon certaine que ce soit à l'emploi de ce moyen que l'on doive attribuer les accidents qui amenèrent une issue funeste. Il survint une pleurésie et le patient succomba subitement à la formation d'un hydropneumothorax, que l'on découvrit à l'autopsie. L'acupuncture multiple nous semble offrir certains avantages : l'inflammation qui l'accompagne est toujours circonscrite dans l'espace où elle est faite, de plus les adhérences peuvent être très-rapidement obtenues.

DES INCISIONS

Incision simple. — Ce n'est que lorsque la tumeur soulevant fortement les téguments menaçait de s'ouvrir à l'extérieur, ou quand, à la suite d'un faux diagnostic, on

avait affaire à un abcès par exemple, qu'on a pratiqué
l'incision simple. Dans bien des cas la guérison survint,
mais il faut admettre alors que des adhérences, s'étaient établies entre le kyste et les parties voisines. On était ainsi à
l'abri d'un accident redoutable, l'épanchement du liquide
ou des matières de la poche dans la plèvre ou dans le péritoine. C'est d'ordinaire avec un bistouri qu'on a pratiqué
cette opération. Dès 1842, dans sa thèse inaugurale,
M. le professeur Pajot disait : « Les observations de
kystes hydatiques ouverts par l'instrument tranchant ne
sont pas propres à encourager cette pratique, puisque
sur sept cas que j'ai relevés, dans lesquels ce procédé
a été mis en usage, la mort est survenue sept fois plus
ou moins promptement. » (Page 13.) Sur dix cas de
kystes hydatiques ouverts de cette façon, M. Davaine a relaté six cas de mort : chez trois malades l'issue fatale est
survenue très-promptement, dans l'espace de deux à trois
jours après l'incision, au milieu de phénomènes qui dé-
montrent clairement l'insuccès de ce moyen. — Dans les
trois autres cas les causes de mort sont moins bien déter-
minées. Il semble cependant que celle-ci ait été due tantôt
à l'abondance de la suppuration, tantôt à la résorption
putride et aux graves accidents qui en dépendent.

Incision à deux temps : procédé de Bégin. — C'est afin
de prévenir la pénétration dans le péritoine du liquide ou
des matières contenues dans un kyste hydatique du foie,
qu'on a proposé d'en opérer l'incision en deux temps.
Depuis longtemps déjà Bégin avait proposé et pratiqué
cette méthode pour les abcès du foie.

On incise d'abord couche par couche la peau, le tissu
cellulaire et les muscles : puis, quand on arrive sur

l'aponévrose, on introduit une sonde cannelée par des-
sous, et on la fend dans une certaine longueur ; on divise
donc en même temps la couche séreuse qui tapisse sa
face interne. La cavité péritonéale se trouve ainsi ouverte
et le kyste revêtu du feuillet viscéral apparaît au fond
de la plaie, qu'on garnit ensuite de charpie, afin de favo-
riser l'adhésion des parois de la tumeur aux bords de
l'ouverture. Au bout de deux ou trois jours le résultat est
obtenu, et l'on ouvre la poche à l'aide d'un gros trocart,
ou mieux d'un bistouri. Gravès a modifié ce procédé.
Il a bien proposé d'inciser les parois, couche par couche,
mais il a recommandé expressément de s'arrêter dès
qu'on arrive au fascia transversalis. En agissant ainsi,
on s'exposerait, selon lui, a beaucoup moins de danger.
— Davaine rapporte deux cas dans lesquels cette méthode fut employée. Dans le premier, il s'agit d'un malade traité par Velpeau, et qui mourut quelques jours
après l'opération, malgré des injections détersives abon-
dantes. — Le second, suivi d'un heureux résultat, appartient à Jarjavay. Deux médecins, étrangers, Ried et
Brehme, cités par Frérichs, se seraient aussi servis de
ce moyen avec succès.

CAUSTIQUES. — MÉTHODE DE RÉCAMIER. — MODIFICATIONS
APPORTÉES PAR M. DEMARQUAY.

Ce que l'on recherche avant tout dans cette méthode,
c'est de faire adhérer les parois du kyste à celles de l'abdomen, en produisant une inflammation localisée des
deux feuillets péritonéaux. On arrive à ce but au moyen
des caustiques, qui, détruisant peu à peu les tissus,
donnent lieu à la formation d'eschares.

Une partie de la paroi abdominale étant détruite, et

éliminée à la suite d'une ou de plusieurs cautérisations
l'on applique dans le fond de la plaie une nouvelle couche de caustique. Les parties avoisinantes et la séreuse
s'enflamment; de là, épanchement d'une certaine quantité de lymphe plastique à la face interne du péritoine
pariétal. Les deux surfaces de ce dernier s'agglutinent,
et on obtient de cette façon, l'oblitération de la cavité,
ce qui permet d'arriver au kyste sans la traverser. C'est
à Récamier que revient l'honneur d'avoir tenté, le premier, d'établir des adhérences par cette méthode. Il employait à cet effet la potasse caustique, mais, tandis que
dans certains cas, il a confié à ce moyen seul l'ouverture
de la tumeur, dans d'autres, afin d'aller plus vite, il a
ponctionné à travers l'eschare, soit avec un trocart, soit
avec un bistouri. Ce chirurgien faisait, en outre, selon
l'indication du moment, des lavages à l'eau d'orge, avec
des solutions de chlorure de chaux, etc...

Le procédé de Récamier a été modifié à plusieurs reprises différentes. Aujourd'hui c'est presque toujours à la
pâte de Vienne que l'on s'adresse pour détruire dans
toute leur épaisseur les couches de la paroi abdominale.
Parfois, après une première application de cette matière
on la remplace par la pâte de Canquoin. Cette dernière
agit plus rapidement, et l'on peut en quelque sorte cal-
culer son action. « On sait, dit M. Marius Paul, qu'une
heure après l'application de ce caustique, l'eschare atteint
3 millimètres d'épaisseur, au bout de six heures, 6 millimètres et 1 centimètre et demi à 2 centimètres en vingt-
quatre heures » (1). Il faut avoir soin quand on appli-
quera la pâte de Canquoin d'enlever préalablement

(1) Thèse inaugurale déjà citée, 1866.

l'épiderme, sans quoi elle n'agirait pas. C'est pour cela que lorsqu'on veut en faire usage, on applique préala-blement soit un vésicatoire, soit un cautère de pâte de Vienne. On a aussi modifié les injections dont se servait l'inventeur de ce procédé. Nous n'en parlerons pas ici, car nous nous réservons de traiter la question des injections, dans un paragraphe spécial.

On a fait à la méthode de Récamier quatre objections principales. On a dit : 1° qu'elle agit lentement, 2° qu'elle a une action difficile à limiter, 3° qu'elle peut déterminer une péritonite, 4° qu'elle ne produit pas toujours des adhérences.

Grâce aux changements qu'on a fait subir dans ces derniers temps à ce procédé, les deux premiers reproches n'ont aujourd'hui aucune raison d'être. Quand on employait la potasse caustique dont l'action est très-incertaine, ces objections avaient quelque valeur ; grâce à la pâte de Vienne et la pâte de Canquoin, l'eschare est très-nette et bien circonscrite. Il suffit parfois de six ou sept cautérisations pour arriver jusque sur la tumeur. « Toutefois, ainsi que le fait remarquer l'auteur que nous avons cité plus haut, il est nécessaire pour arriver à ce résultat, en cet espace de temps, de ne pas abandonner la partie mortifiée à son élimination naturelle. Il y a des exemples où cette élimination a duré plus de vingt jours. Il faut donc produire artificiellement la chute de la partie mortifiée. On y arrive en l'incisant, puis on fait dans le fond de la plaie une application de caustique. En agissant de cette façon, MM. Charcot et Davaine ont pu dans un cas, après quatre cautérisations faites à deux jours d'intervalle, atteindre la cavité du kyste. M. Richard est arrivé au même résultat après sept applications de pâte de Vienne faites en sept jours. »

Quant au risque de causer une péritonite, ce reproche qui a été fait, il y a longtemps, il est vrai, à la méthode de Récamier n'a été justifié par aucun fait, à notre connaissance.

On a dit, en outre, que les caustiques ne produisaient pas toujours les adhérences que l'on recherchait. M. Dolbeau, dans sa thèse inaugurale, a rapporté un fait qui tend à prouver qu'une adhésion probablement incomplète peut amener de graves accidents. M. Leudet, dans les Comptes-Rendus de la Société de chirurgie (année 1859), a relaté l'observation d'un homme chez qui les adhérences étaient venues à se détruire.

Suivant lui, une fois que le liquide fut expulsé, le foie commença à revenir sur lui-même; mais ce travail de rétraction se fit trop vite; l'organe entraîna les adhérences restées molles et lâches, et ces dernières étant venues s'arc-bouter en quelque sorte sur le rebord costal, se déchirèrent.

La question des adhérences devient donc en pareil cas un sujet des plus sérieux. Au point de vue anatomo-pathologique, on en fit l'étude assez rarement. Nous avons rencontré cependant, dans les publications périodiques, les observations de deux malades dont l'autopsie fut faite, et chez lesquels on recherche les modifications qui étaient survenues à l'endroit même où le caustique fut appliqué. Les conclusions dans ces deux circontances ont été différentes : nous les résumerons brièvement.

En mars 1867, il mourut de pleuro-pneumonie, dans le service de M. Demarquay, un homme atteint de kyste hydatique du foie, et qui avait été traité par la méthode des

caustiques. Le chirurgien de la maison de santé profita de
l'occasion qui lui était offerte pour étudier ce qui s'était
passé à la suite des applications réitérées de cautères.
L'union intime des deux feuillets du péritoine, après
l'emploi des caustiques, avait bien été démontrée antérieurement par MM. Hérard, Bouchut, Voisin, Davaine,
Charcot; mais, jusqu'ici, on n'avait pas vu signalée la
symétrie complète qui existait entre les adhérences et les
surfaces intéressées par le cautère. « Les adhérences,
dit-il, ont acquis une solidité capable de résister aux trac-
tions les plus énergiques. La surface qu'elles occupent
correspond avec une précision remarquable aux points
intéressés par la pâte de Vienne. Leur circonférence
reproduit aussi toutes les inégalités des cautérisations
extérieures. Elle circonscrit une étendue dont les points
externes mesurent 9 centimètres environ. Au point d'ac-
collement de la tumeur et de la paroi abdominale, le péritoine se continue sans ligne de démarcation sensible,
sans qu'il soit possible de retrouver la trace d'union des
deux membranes viscérale et pariétale. » (*Union médicale*, 29 *mars* 1867.)

M. Gallard, dans le courant de l'année 1874, a eu l'occasion de faire l'autopsie d'un malade qui avait été traité
auparavant d'un kyste hydatique du foie par le procédé
de Récamier. La guérison eut lieu, mais le côlon fit hernie
à travers la cicatrice, et un an plus tard survint une hépatite diffuse du foie qui amena la mort du patient. —
« Habituellement, dit M. Gallard, l'ouverture du kyste
hydatique du foie à travers les parois abdominales par la
méthode des caustiques ne s'opère qu'après la production de fausses membranes, faisant adhérer les deux faces
péritonéales. La cicatrice se rétracte après l'évacuation

de la tumeur et obstrue l'orifice en accolant la surface
hépatique à la paroi. Il se forme alors un tissu fibreux très-
solide. — A l'autopsie, on découvrit, à l'endroit où l'on
avait appliqué les cautères, des adhérences péritonéales
fines et peu résistantes. Le lobe gauche du foie avait disparu et était réduit à une sorte de bourgeon très-dur,
ayant la constitution du tissu cicatriciel. Ce noyau était
attaché à la paroi abdominale par des tractus fibreux qui
venaient s'insérer sur la cicatrice de la plaie par laquelle
le contenu avait été évacué. Ces adhérences n'étaient
pas très-denses, et en les voyant si lâches et si peu
épaisses, j'ai dû m'applaudir de ne pas avoir agrandi
l'ouverture du kyste comme j'ai été tenté de le faire à
deux ou trois reprises différentes, en voyant l'orifice
du trajet fistuleux que j'avais formé, tendre à s'oblitérer » (1).

On le voit, cette observation démontre que parfois il
peut exister une excessive laxité des adhérences. Nous
avons dit que, dans ce cas, il s'était formé une hernie du
côlon à l'épigastre. Cela tenait assurément, ainsi que l'a
prouvé l'autopsie, à ce que le kyste était situé sur le
bord tranchant du lobe gauche du foie, et que l'adhésion s'était établie seulement entre les parois abdominales et la poche kystique. Déjà M. Leudet avait
signalé ce cas en 1859. — Il recommande alors de ne pas
opérer trop près du rebord des fausses côtes, car la glande,
après l'évacuation, peut se rétracter, tirer sur les adhérences et entraîner la fistule. — Chez le malade dont parle
M. Gallard, il semble que cela se soit passé ainsi, et qu'il
y ait eu un affaiblissement de la paroi abdominale sur une
large étendue et par suite production facile d'une hernie.

(1) Communication faite à la Société méd. des hôpitaux, 28 nov. 1847.

Au-dessous du point sur lequel s'implantaient les adhérences, on trouvait en effet du côté du péritoine une fos-
sette recevant l'extrémité du doit. Le tissu musculaire
avait complètement disparu sous l'influence du caustique.
— Quant à l'hépatite qui tua le malade, nous ne trouvons rien dans son observation, à part peut-être les excès
alcooliques, qui puisse nous en expliquer la cause. —
On a dit que la douleur produite par les caustiques
pouvait parfois en rendre l'emploi impossible. Les souf-
frances qu'occasionnent la pâte de Vienne ainsi que la
pâte de Canquoin pourraient peut-être à la rigueur faire
naître quelques accidents nerveux chez des enfants très-
irritables. Dans une observation que nous avons citée de
M. Boinet, nous avons vu que ce médecin fut obligé
d'abandonner l'usage des cautères pour un fait de ce
genre. — A notre avis, cette objection tombe d'elle-
même devant les cas journaliers où les caustiques sont
employés dans les hôpitaux et supportés assez facilement
par les malades. — Quoi qu'il en soit, si la douleur était
par trop intense, des injections de morphine suffiraient
très-bien à la calmer.

M. Paul Marius, dans sa thèse, fait un relevé de
20 cas, dans lesquels l'application du caustique a consti-
tué l'opération principale : sur ces 20 cas, il y en a eu 8
dans lesquels le caustique seul a suffi pour opérer l'ouverture de la tumeur, et 12 dans lesquels la ponction
ou l'incision du kyste ont aidé les effets d'une cautérisation très-avancée déjà. Sur ces 20 cas, 13 se sont
terminés par la guérison et 7 par la mort. Sur ces 7 cas
de mort :

Une fois la mort est survenue avant l'action du caustique ;

Deux fois par infection putride ;

Deux fois par déchirure des adhérences ;

Une fois par communication avec les bronches ;

Une fois par le marasme consécutif au grand nombre de kystes contenus dans le foie.

« La mort, ajoute le rapporteur, n'a donc jamais été la conséquence directe de l'application du caustique. »

On a fait subir à la méthode de Récamier plusieurs modifications. M. le D* Demarquay, désireux avant tout de mettre le patient à l'abri des circonstances fâcheuses qui peuvent se présenter pendant le cours de l'application de ce procédé, a cherché à se placer dans certaines conditions de réussite, que nous examinerons brièvement.

Ce chirurgien n'emploie la ponction exploratrice que dans les cas où elle devient pour le diagnostic d'une nécessité absolue, et il la pratique alors avec un trocart capillaire, en ayant soin de faire écouler du kyste tout le liquide qu'il contient ou sa majeure partie. Il se base sur ce que cette ponction, qui parfois peut à elle seule amener la guérison, est susceptible à d'autres moments d'occasionner de graves accidents, la mort même, comme dans le cas de M. Moissenet. En traitant de la méthode de M. Dieulafoy, nous nous sommes expliqué longuement sur ce point. On doit encore, suivant M. Demarquay, vider la poche aussi complètement que possible, sinon la majeure partie du liquide restant dans la tumeur, la résorption interstitielle n'agit pas assez vite, et les parois du kyste ne peuvent se rapprocher. Ce n'est pas tout ; les parois de la tumeur, qui sont élastiques et rétractiles, peuvent se contracter sur le reste du liquide contenu dans la poche, et ce dernier peut trouver un écoulement dans le péritoine. En traitant des différents procédés de traitement, nous avons vu que les opinions à ce sujet n'étaient pas les mêmes.

Le chirurgien de la Maison de santé, passant ensuite à l'application du cautère, a tracé les règles suivantes :

1° Il ne doit pas avoir moins de 6 à 7 centimètres dans son plus grand diamètre;

2° Il ne faut en réitérer l'application que tous les deux ou trois jours et après avoir enlevé l'eschare précédente;

3° Avoir soin, quand on arrive aux couches profondes, de laisser toujours un liséré de 2 à 3 centimètres des parties mortifiées;

4° Ne jamais ouvrir le kyste avec l'instrument tranchant.

Selon M. Démarquay, la méthode des ponctions avec le gros trocart, et la méthode même de Récamier, telle que bon nombre de médecins la pratiquent, pèchent par un point important : la dimension de l'ouverture faite au kyste. Dans quelques observations, en effet, que nous avons rapportées plus haut, nous avons vu qu'il est nécessaire d'inciser les lèvres de la plaie, afin de permettre aux débris d'hydatides de sortir. « Celle-ci, dit M. Paul, bourgeonne en effet, ou s'œdématie au contact des liquides qui s'écoulent. De là, une étroitesse contre laquelle on est obligé de lutter plus tard. » Dans un cas cité déjà, M. Dupuy a montré qu'une sonde laissée à demeure pendant un certain temps, peut bien maintenir béante l'ouverture, mais qu'en revanche son canal peut s'obstruer et empêcher l'écoulement des liquides. C'est pour se mettre en garde contre cet accident que M. Demarquay, après avoir pratiqué une large incision de 7 à 8 centimètres de longueur, applique immédiatement au fond de la plaie un morceau de pâte de Canquoin. Le chlorure de zinc doit être préféré à la pâte de Vienne, car il est plus consistant et plus ferme. Son action est plus rapide; c'est à peine s'il est plus douloureux, et les effets qu'il produit sont, en quelque sorte, calculés à l'avance. On ne touche pas à l'eschare, et contrairement à Récamier qui l'incisait, on la laisse se détacher d'elle-même. Néanmoins, si des symptômes graves se manifestaient, si l'on était forcé pour une raison ou une autre de se hâter, on pourrait recourir à ce moyen. En tout cas, que l'on incise la tumeur ou que l'on ponctionne avec un gros trocart, on ne devra jamais le faire avant d'avoir senti manifestement la fluctuation sous le doigt, car ce ne sont que les dernières applications du caustique qui agissent sur la couche péritonéale. Il est de toute nécessité de se créer une large voie pour arriver au kyste, et c'est sur ces vastes proportions à donner au cautère, que M. Demarquay insiste d'une manière toute particulière.

Chez plusieurs malades, qu'il a eu l'occasion de traiter, il a remarqué en effet que les dimensions de l'ouverture n'étaient pas assez grandes, et à plusieurs reprises, il s'est vu contraint d'augmenter cette dernière. De cette façon, on assure ainsi la production d'adhérences assez étendues pour n'avoir pas à craindre qu'elles se déchirent pendant les manœuvres que l'on exécute soit pour retirer les membranes parasitaires, soit pour pousser des injections dans le kyste. L'inflammation qui se produit pour l'élimination d'une eschare de 1 centimètre à peine, ne s'étend pas assez loin pour que l'on puisse espérer de larges adhérences, et dès lors, il peut se faire que, par une circonstance imprévue, elles viennent à ne pas suffire. De plus, s'il faut se servir du bistouri, on court grand risque de dépasser leur zone. Un large cautère, au contraire, met à l'abri de cet accident. M. Demarquay préfère aussi ne jamais employer le bistouri ou le trocart, et s'en remettre au caustique pour ouvrir la tumeur. Il craint en effet de pénétrer dans le kyste avant la production des adhérences. Il rend ces dernières plus solides encore en n'enlevant pas la totalité de l'eschare, et en conservant en entier une zone de 2 à 3 millimètres. Enfin, quand la tumeur s'est ouverte d'elle-même, il introduit une large canule dans la plaie et pratique une injection de teinture d'iode. Cette dernière ne doit séjourner que quelques minutes. On aura soin de retirer la canule tous les jours pour faciliter l'évacuation des parasites, et on continuera le traitement jusqu'à ce que la cavité de la poche soit réduite à un simple trajet fistuleux. On lavera deux ou trois fois par jour le kyste, soit avec une solution très-étendue de teinture d'iode, soit avec de l'eau additionnée d'eucalyptus ou de permanganate de potasse.

Le point essentiel, selon M. Demarquay, c'est de donner une issue facile au liquide et aux débris d'hydatides contenus dans la poche. « Après une ponction simple, dit notre ami Balzer, alors interne à la maison de Santé (*Gazette des hôpitaux*, 8 juillet 1873), la masse entière peut subir la transformation adipo-sébacée et demeurer dans le kyste sans occasionner d'accidents. Mais trop souvent les membranes se détachent des parois, peut-être par suite de la rétraction de celles-ci, et par un mécanisme analogue à celui qui produit le décollement du placenta. M. Demarquay compare ce qui se voit alors à ce qui peut se produire pendant la grossesse, quand la poche des eaux est rompue, le fœtus succombe, se putréfie et peut occasionner des accidents très-graves pour la mère. »

Dans sa thèse inaugurale, M. Paul a rapporté cinq observations de malades parfaitement guéris par ce procédé.

Dans une séance de la Société des Sciences médicales de Lyon, M. Poullet a présenté un malade atteint de kyste hydatique suppuré du foie, largement ouvert par les caustiques et en voie de guérison.

Dans la même séance, M. Fontan a relaté le cas d'un homme qu'il avait traité par la même méthode, et qui se serait complètement rétabli, s'il n'avait fait une imprudence qui occasionna sa mort.

(*Gazette médicale*, 15 juin 1872.) M. Demarquay obtint un très-beau cas de succès dans une tumeur hydatique du foie, chez une femme qu'il traita par la méthode de Récamier. Les débris d'hydatides sortirent facilement par l'orifice.

Nous avons vu nous-même, pendant le cours de l'année 1873, ce chirurgien opérer une énorme tumeur hydatique du foie. Après trois mois de traitement, le malade quitta l'hôpital, ne présentant plus qu'une simple cicatrice dans la région hépatique droite.

(*Union médicale*, mars 1867.) Chez une malade atteinte de deux kystes du foie, M. Demarquay appliqua des caustiques sur la première tumeur qu'il vida entièrement, et ouvrit ensuite la seconde avec le bistouri. La guérison survint en quelques mois.

A côté de ces cas heureux, nous placerons quelques faits dans lesquels le résultat a été défavorable.

En 1866 (*Revue de thérapeutique*, p. 119), M. Paoli

appliqua des caustiques à plusieurs reprises sur une tumeur hydatique du foie. Quelques jours après la sortie du liquide et des débris de la poche, la malade, âgée de 67 ans, mourut, malgré des soins et des pansements réitérés. Cette observation manque de détails et ne peut battre en brèche le procédé de Récamier.

(*Société des Sciences médicales de Lyon*, juillet 1873.) M. Mollière a perdu un malade qu'il avait opéré d'une tumeur à échinocoques, par les caustiques. Malgré l'issue de 4 litres de liquide, malgré des lavages très-fréquents, la poche resta très-fétide et le patient succomba quelques semaines après l'ouverture.

(*Union médicale*, 21 juillet 1868.) Après une ponction exploratrice, M. Blachez fit trois applications de potasse caustique sur un kyste du foie, ainsi qu'une cautérisation au caustique Filhos, laissé en place un quart d'heure. Vingt jours après, on arriva sur la tumeur. C'était tard, mais, comme le fait très-bien remarquer ce médecin, on n'incisait pas l'eschare, et l'on se contentait de déterger la plaie. — On introduisit alors un tube en caoutchouc. Malgré ces précautions et des injections d'eau alcoolisée, le liquide devint fétide, le kyste ne se rétracta pas, et le malade mourut un mois après. — A la suite de cette observation, M. Blachez, comme M. Demarquay, semble se préoccuper beaucoup de la largeur de l'ouverture faite au kyste.

« Par la méthode des caustiques, dit-il, on entre en communication avec la poche par un entonnoir fort étroit à sa partie profonde, ayant de la tendance à s'oblitérer, et demandant à être dilaté par l'éponge préparée. Les liquides altérés que contient le kyste sont difficilement évacués, comme chez le malade qui fait le sujet de ce rapport. » Il conseille de pratiquer, quand on a jugé d'attaquer la tumeur, à une certaine distance l'une de l'autre, et sur la partie la plus saillante du kyste, des applications de caustique, de manière à obtenir deux ouvertures, qu'on pourrait au besoin réunir si l'indication s'en présentait pendant la durée du traitement. On introduirait des drains qui faciliteraient l'écoulement des liquides et on ferait des injections qui modifieraient les parois.

Nous ignorons si, depuis cette époque, ce procédé a été mis en pratique.

Des injections employées dans les tumeurs hydatiques du foie.

C'est à dessein que nous n'avons rien dit jusqu'ici des injections employées dans le traitement des kystes hydatiques. Nous nous réservions de consacrer un paragraphe spécial à ce sujet. En parlant des ponctions capillaires, nous avons dit que parfois, après avoir vidé la poche en partie, on avait injecté différentes substances afin de tuer les hydatides, et de faciliter la résorption ou la transformation adipo-sébacée. Nous ne reviendrons pas sur cette question.

Mais, dans d'autres méthodes, telles que la ponction avec de gros trocarts, l'ouverture large par les caustiques, l'incision, etc.; les injections ont un autre but : celui de s'opposer à la fermentation putride des matières qui ne peuvent sortir et de modifier les parois du kyste. Quelques chirurgiens se sont contentés d'injecter dans la tumeur de l'eau afin d'enlever le pus et les lambeaux de membranes. A d'autres moments, on a eu recours à l'alcool, à la teinture d'iode, à la bile, aux astringents même, tels que le sulfate de zinc et le tannin; aux désinfectants, comme l'acide phénique, le permanganate de potassse, etc... Tous ces liquides ont obtenu de bons résultats : nous jetterons un coup d'œil rapide sur chacun de ces procédés.

Récamier dans le but d'éviter les effets du croupissement du pus, injectait dans la poche des liquides émollients, de l'eau d'orge, etc... Et, dans deux cas que nous avons rapportés, nous avons pu constater que M. Jobert se servait d'eau alcoolisée. Quant aux injections iodées, c'est M. Boinet qui, le premier, en a fait l'application à la cure des kystes hydatiques. Ce moyen lui a donné de bons résultats. — Toutefois, on a reproché à cet agent de n'être pas toujours inoffensif, et de produire de temps à autre, quand il est absorbé des phénomènes d'iodisme, sinon très-dangereux, du moins fort désagréables et qui obligent à suspendre son emploi. On a dit que, lorsqu'on est ainsi forcé de s'abstenir, les accidents qu'on veut combattre peuvent se présenter, et que l'on se trouve désarmé, si l'on s'obstine à n'employer que cet agent. — Davaine relate huit cas où l'injection a été pratiquée comme moyen de traitement principal. Parmi ces huit cas, quatre fois la guérison peut être attribuée à l'injection iodée; trois fois l'injection est restée sans succès et l'incision a été pratiquée. Une fois la mort en a été la suite; cependant elle ne peut être attribuée au traitement. — Dans six cas où les injections ont été pratiquées accessoirement, trois fois elles ont donné de bons résultats ; une fois elles ont causé des accidents d'iodisme assez vite dissipés du reste; une fois aussi la mort est survenue; mais, dans ce dernier cas, l'autopsie fit découvrir qu'il n'y avait point d'adhérences, et l'on reconnut des traces évidentes de péritonite.

A notre avis, les injections iodées sont loin d'être

aussi dangereuses qu'on a voulu le dire. Nous ne citerons
à l'appui de notre opinion que le fait suivant. Dans la
Gazette des hôpitaux du 21 mai 1872, M. Vidal rapporte
l'observation d'un malade atteint d'échinocoques du foie.
Après avoir extrait en entier la poche hydatique, qui se
présentait à l'ouverture, il fit à plusieurs reprises différentes des injections de teinture d'iode dans le tissu
même de la glande par conséquent. Il n'y eut pas la
moindre réaction, et le malade guérit complètement.

L'eau chlorurée, le sulfate de zinc, l'eau créosotée ont
été à tour de rôle proposés et mis en pratique : on ne
cite aucun accident survenu après leur emploi. M. Demarquay a retiré de très-bons effets des injections d'eucalyptus et de permanganate de potasse en solutions
très-étendues. Dans ces dernières années, M. Horand, de
Lyon, a proposé de nouveau dans cette maladie les injections de chloral, sur lesquelles, auparavant déjà, le docteur Burggraeve avait appelé l'attention.

M. Mathieu, sur les indications de M. Robert, a cons-
truit une seringue à double effet pour évacuer le contenu
du kyste et injecter ensuite dans sa cavité un liquide
modificateur. Cet instrument permet d'éviter la pénétration de l'air dans les cavités sur lesquelles on agit, et
peut ainsi rendre de bons services.

Des injections de bile. — Ce n'est pas d'aujourd'hui
que l'en a préconisé les injections de bile dans les kystes
hydatiques du foie. Dans la pensée que le contact de la
bile tue les hydatides, M. Leudet proposa, en 1853, de
faire arriver ce liquide dans la poche en raclant les parois avec la pointe d'une aiguille (1). M. Cadet de Gas-

(1) Bulletin. Société anat. 1853, p. 185.

sicourt, dans sa thèse inaugurale, a rapporté le cas d'un
malade traité par les injections de teinture d'iode, et
chez qui des symptômes généraux commençaient à se
montrer à la suite de la rétention du pus. Un canalicule
biliaire vint à s'ulcérer ; la bile se répandit dans la cavité
de la poche à deux reprises différentes, et tout danger
disparut aussitôt. C'est alors que M. Dolbeau (1) appela
l'attention sur les injections de bile, comme méthode de
traitement général, L'année suivante, M. Voisin, après
avoir fait une ponction, avec un gros trocart, chez un
malade atteint d'un kyste de la surface convexe du foie,
pratiqua une injection de bile de bœuf dans la poche.
La femme semblait guérie, quand elle mourut d'une
affection pulmonaire étrangère à la tumeur hydatique.
On constata, dans cette circonstance, que l'injection de
bile n'est pas douloureuse. Pendant toute la durée du
traitement, il n'y eut aucun symptôme d'infection putride. A l'autopsie, on trouva le kyste revenu sur lui-
même et contenant à peine trois quarts de litre d'eau
(tandis qu'après la ponction il était sorti plus de 2 litres
de liquide). La surface interne de la tumeur était lisse et
de bon aspect.

Depuis longtemps les propriétés antiputrides de la
bile sont connues. Les travaux de M. Cl. Bernard l'ont
démontré clairement, et il est certain que les injections
faites avec ce liquide suffisent pour empêcher la putréfaction des matières et l'infection consécutive de l'économie.

Tout récemment, en janvier 1874, M. Landouzy a fait,
à la Société de biologie, une communication au sujet

(1) Dolbeau. Thèse inaugurale 1856, p. 185.

d'un malade mort dans le service. Cet homme était atteint d'un kyste hydatique qui s'était développé par en bas aux dépens du foie. Pendant le cours du traitement, un canalicule biliaire s'ulcéra et permit à la bile de s'épancher dans la tumeur. Malheureusement la guérison fut contrariée par l'obstruction du canal cholédoque, sa rupture et des accidents de péritonite. Pour expliquer ces faits, M. Landouzy suppose qu'à partir du jour où la bile a pu affluer dans la poche, les hydatides ont été tuées, qu'elles se sont flétries et qu'elles auraient certainement subi la transformation adipo-sébacée si leur engagement dans un conduit biliaire n'avait été possible par le volume même du canal. Dans un cas relaté dans les *Mémoires de la Société de biologie* (1854, t. I, p. 99), M. Charcot a assisté aussi à cette première phase de la guérison spontanée. « Chez notre malade, dit M. Landouzy, la nature a dépassé le but, l'ulcération d'un canalicule conduisait à la guérison, tandis que la communication avec un gros tronc a été la cause de la rétention biliaire. Et encore, ajoute-t-il, malgré ces conditions, la guérison se préparait-elle par la chute des hydatides dans le duodénum, puisque, plusieurs jours avant l'issue fatale, les selles se coloraient, montrant ainsi que le canal cholédoque devenait libre. La maladie pouvait donc s'éteindre comme après l'expulsion de calculs biliaires. » M. Landouzy croit que bien des kystes guéris spontanément l'ont été grâce à l'ulcération d'un canalicule biliaire et à l'épanchement de la bile dans leur cavité. Aussi, partant de cette idée, propose-t-il d'imiter la nature, en remplaçant l'ouverture spontanée d'un canalicule par l'injection directe de bile dans les tumeurs hydatiques non ouvertes, soit qu'on provoque des adhérences, soit qu'on se serve de l'appareil Dieulafoy. On injecterait quelques grammes de bile après avoir retiré préalablement de la poche une certaine quantité de liquide.

L'expérience seule pourra juger la valeur de ce procédé. L'action antiputride de la bile n'a été contestée par personne : il n'en a pas été de même de l'effet parasiticide qu'on lui a attribué. Nous avons dit, dans les premières pages de ce travail, que quelques auteurs, se fondant sur ce que de vieilles hydatides avaient été trouvées presque intactes dans la vésicule ou les conduits biliaires, n'admettaient pas que ce liquide puisse amener la mort des vers vésiculaires.

Traitement général.— Toutes les fois qu'un malade, atteint de kyste hydatique du foie, réclame les soins du médecin, ses fonctions digestives sont déjà très-languissantes; il est, la plupart du temps, considérablement amaigri...., en un mot, son anémie est profonde. Quelle que soit la méthode qu'on emploie, il faudra toujours soutenir ses forces, en prévision de la longueur possible du traitement et des complications qui peuvent survenir.

La dyspepsie qu'entraîne cette maladie est parfois très-tenace; les sujets qui en sont atteints ne peuvent recouvrer leur appétit, et il en résulte qu'avec une suppuration parfois très-abondante, la faiblesse devient extrême. Cette dernière est augmentée encore par des accès fébriles revenant périodiquement, le soir surtout (comme dans la phthisie pulmonaire), par des sueurs plus ou moins copieuses, des palpitations, etc... Il faut dans ce cas forcer les malades à se nourrir. Les amers, les toniques, les vins généreux, un régime fortifiant seront employés avantageusement. Les narcotiques combattront l'insomnie et procureront un repos nécessaire, tandis que des doses répétées de sulfate de quinine feront disparaître la fièvre.

Nous avons décrit aussi méthodiquement qu'il nous a été possible de le faire les différents procédés actuellement en usage dans le traitement des kystes hydatiques du foie.

Il y en a trois qui se disputent la priorité. Ce sont : 1° la méthode des ponctions aspiratrices ; 2° la méthode des caustiques ; 3° la méthode des ponctions avec le gros trocart ; soit qu'on la pratique d'emblée, soit qu'on établisse au préalable des adhérences. Les autres moyens n'ont pas encore reçu la sanction de l'expérience.

Ces trois procédés, nous l'avons vu, ont eu des succès et des résultats malheureux.

Nous ne serons pas exclusif dans notre choix et c'est uniquement d'après les circonstances que nous nous déciderons à préférer l'une à l'autre méthode, lorsque nous nous trouverons en face d'une tumeur hydatique du foie.

Nous constatons néanmoins en terminant que la méthode des ponctions capillaires, grâce aux modifications que lui a fait subir M. Dieulafoy, offre beaucoup de sé-

curité au praticien, et que dorénavant elle doit être
comptée au nombre des meilleures. Nous n'hésiterions pas
à la mettre en pratique si l'occasion s'en présentait, car
en admettant même qu'elle reste sans effet, nous aurions
toujours, à moins de circonstances qu'il n'est pas donné
de prévoir, la facilité de revenir sans danger à un autre
procédé.

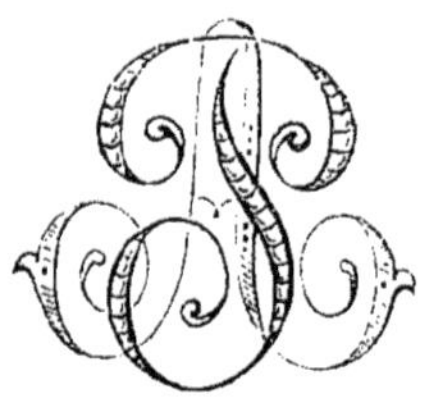